望闻问切

一本书读懂中医

方朝晖 主编

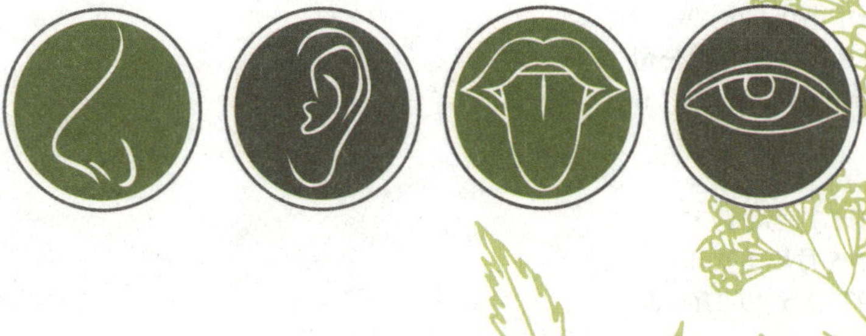

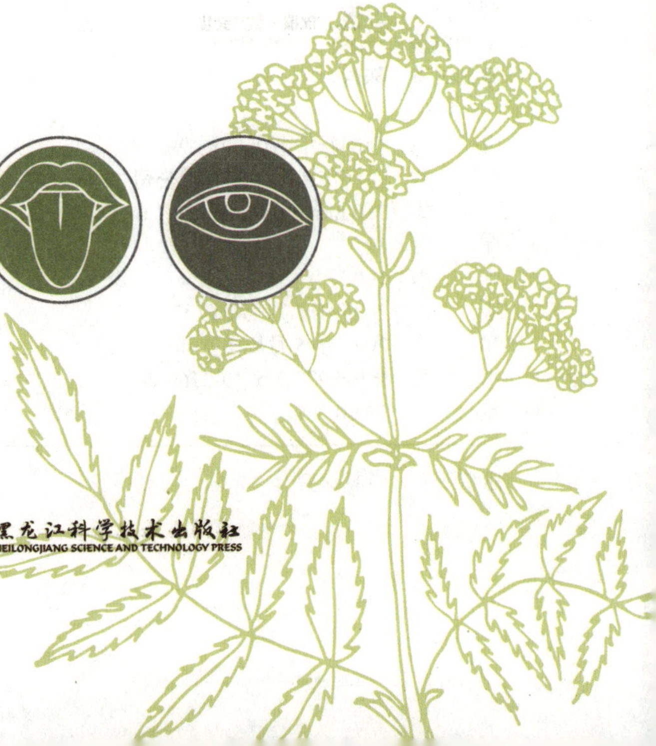

黑龙江科学技术出版社
HEILONGJIANG SCIENCE AND TECHNOLOGY PRESS

图书在版编目（CIP）数据

一本书读懂中医：望闻问切 / 方朝晖主编．
哈尔滨：黑龙江科学技术出版社，2025.5. -- ISBN
978-7-5719-2760-8

Ⅰ．R241.2

中国国家版本馆 CIP 数据核字第 2025VT5011 号

一本书读懂中医：望闻问切
YIBENSHU DUDONG ZHONGYI : WANG WEN WEN QIE
方朝晖　主编

责任编辑	陈裕衡
出　　版	黑龙江科学技术出版社
地　　址	哈尔滨市南岗区公安街 70-2 号
邮　　编	150007
电　　话	（0451）53642106
网　　址	www.lkcbs.cn

装帧设计	深圳·弘艺文化 HONGYI CULTURE
摄影绘图	
策划统筹	陈风

发　　行	全国新华书店
印　　刷	三河市南阳印刷有限公司
开　　本	710 mm × 1000 mm　1 / 16
印　　张	12
字　　数	160 千字
版　　次	2025 年 5 月第 1 版
印　　次	2025 年 5 月第 1 次印刷
书　　号	ISBN 978-7-5719-2760-8
定　　价	59.00 元

版权所有，侵权必究

前言

中医是我国一项独特而宝贵的文化遗产，拥有几千年的历史和丰富的理论体系，强调辨证施治，注重整体观念和个体化治疗，具有一定的优势和独特性。

日常生活里，我们如何发现身体发出的健康警报？

任何疾病的发生、发展，都会通过机体症状、脉象沉浮等病理现象体现出来，我们通过望闻问切，认识这些现象，进一步认识疾病的本质。

望闻问切，又称为中医四诊。《黄帝八十一难经·六十一难》中提到："望而知之谓之神，闻而知之谓之圣，问而知之谓之工，切脉而知之谓之巧。""望而知之谓之神"意思是通过观一个人的气色形体姿态就知道病症情况的医者可以称为医神，望五色而知其病，须明气机、用五行，是四诊中之最高境界；"闻而知之谓之圣"指通过听患者的呼吸、闻患者的气味，听话听声辨心音就知道病症情况的医者称为医圣；"问而知之谓之工"意为通过对患者进行问询而知其症结所在的大夫称为"工"，工在上古时代指掌握了天地秘密的人，双"工"即"巫"；"切脉而知之谓之巧"指通过把脉知道病症情况的医者称为巧匠，但切脉能结合前三项，更准确地判断病症，从而精确地开药方。

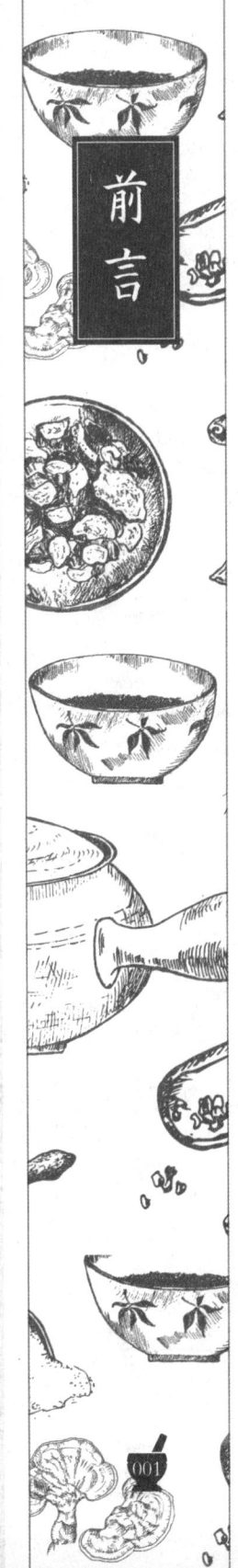

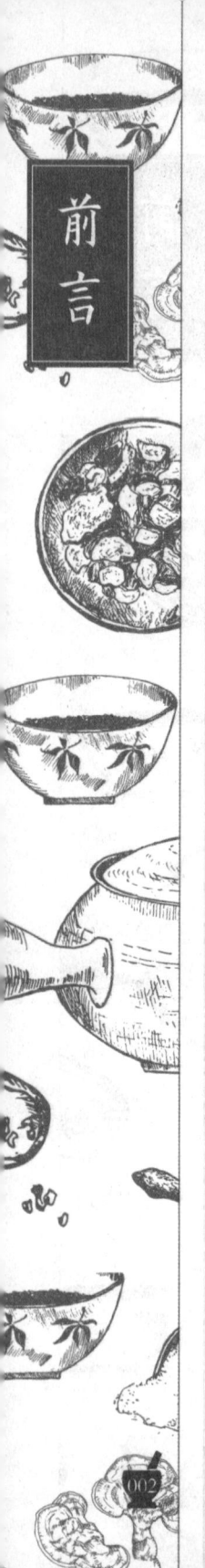

前言

因此，四诊又被称为"神圣工巧"，以"四诊合参"为基础，通过望闻问切等方法，全面了解患者的身体状况和病情，取象、断理，从而确定病因、病位、病症、病机，为疾病的治疗提供依据，做到对症下药。望闻问切作为中医诊断的关键环节，临床工作者不可避免地要深入学习其理论和实践，本书便是为了系统论述望闻问切而编写的。

本书详细介绍了望闻问切四个方面的基础概念和诊断技巧，内容中阐述了中医脉诊、舌诊等诊断技术，并提供常见疾病的诊疗方法，教读者如何望诊、切脉、快速取穴。

希望读者能通过本书，在日常生活中实践望闻问切，更好地了解中医学、提高诊断水平。

本书中提供的治疗方法仅供参考，不能代替医生的诊断和治疗建议。在面对健康问题时，您应该咨询专业医生或相关医疗机构，谨遵医嘱，以获取准确、可靠的诊断和治疗建议。祝愿读者们可以通过学习、探索、实践，拥有健康幸福的生活。

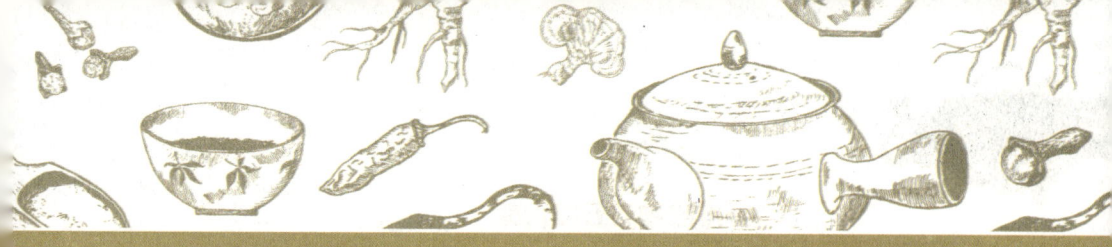

目录 CONTENTS

PART 1 中医的医之纲领——望闻问切

01 何为望闻问切 002
02 望闻问切源远流长 003
舌诊的起源与发展 003
脉诊的起源与发展 004

PART 2 望而知之谓之神

01 整体望诊察形色神态 008
望神看精神状态 009
察色辨常色和病色 011
望形体知精气盛衰 015
望姿态看阴阳气血 016

02 局部望诊察细微 017
头部显示脑、肾的病变和气血 017
五脏开窍显于五官 017
从躯体、四肢看局部疾病 037
皮肤也反映五脏和气血 039

03 舌诊 041
舌头与心脏的关系 041
舌质反映五脏的虚实 042
舌苔可察病症深浅 043

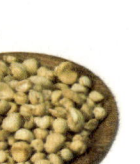
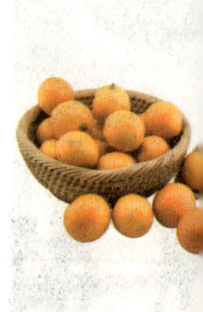

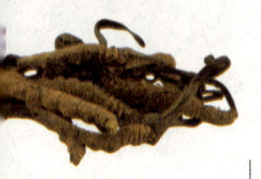

04 望排出物察五脏六腑 045
痰涎反映脾肺情况 045
大小便观肠胃寒热 045
呕吐物看脾胃病症 047

PART 3 闻而知之谓之圣

01 听声辨病 050
声音和语言 050
呼吸异常和咳嗽 053
呕吐、嗳气和呃逆 055
肠鸣 056
鼻鼾需重视，可能是生病了 056

02 身体有异味，是疾病在作祟 057
嗅口中气味 057
嗅病室气味 058
嗅排泄物气味 059

PART 4 问而知之谓之工

01 诊病十问问什么？ 062
问寒热 062
问出汗 064
问疼痛 065
问周身 067
问排便 068
问饮食 070
问口渴 071
问睡眠 072
问经期 072

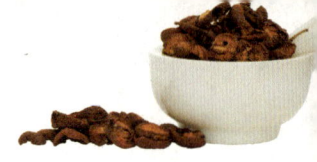

问病史 073

PART 5 切脉而知之谓之巧

01 什么是脉诊？ 076
脉理精微，大有学问 076
脉象是怎么形成的？ 076
脉搏反映了什么？ 076
脉象要素 077

02 学会这几点，在家也能诊脉 078
脉诊部位有讲究 078
寸关尺对应的脏腑 079
脉诊时间有学问 079

03 二十八脉辨百病 080
代表身体康健，阴阳调和的平脉 080
浮脉类 081
沉脉类 088
迟脉类 092
数脉类 096
虚脉类 100
实脉类 105

PART 6 常见疾病自我诊疗

01 感冒 112
感冒的概念 112
穴位疗法 113

02 咳嗽 115
咳嗽的概念 115
穴位疗法 119

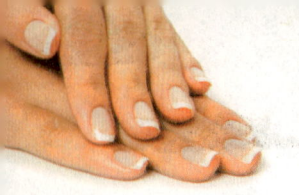

03 哮喘 121
哮喘的概念 121
穴位疗法 122

04 慢性咽炎 124
慢性咽炎的概念 124
穴位疗法 126

05 鼻炎 128
鼻炎的概念 128
穴位疗法 129

06 腹泻 131
腹泻的概念 131
穴位疗法 135

07 呕吐 137
呕吐的概念 137
穴位疗法 138

08 便秘 140
便秘的概念 140
穴位疗法 141

09 痔疮 143
痔疮的概念 143
穴位疗法 145

10 头晕 147
头晕的概念 147
穴位疗法 148

11 头痛 150
头痛的概念 150
穴位疗法 154

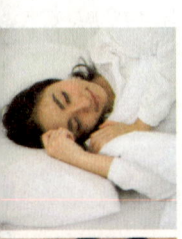
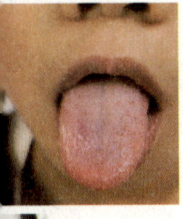
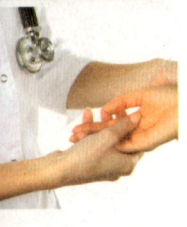

12 糖尿病 156
糖尿病的概念 156
穴位疗法 159

13 高血压 160
高血压的概念 160
穴位疗法 162

14 高血脂 164
高血脂的概念 164
穴位疗法 166

15 痛经 168
痛经的概念 168
穴位疗法 171

16 前列腺炎 173
前列腺炎的概念 173
穴位疗法 174

17 腰痛 176
腰痛的概念 176
穴位疗法 178

18 湿疹 180
湿疹的概念 180
穴位疗法 182

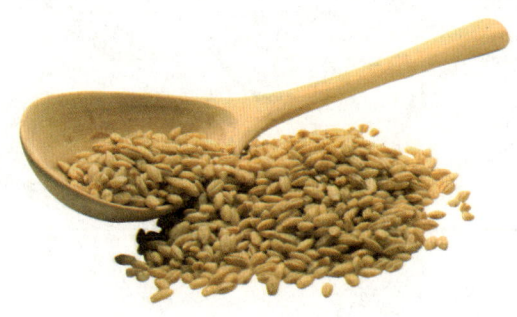

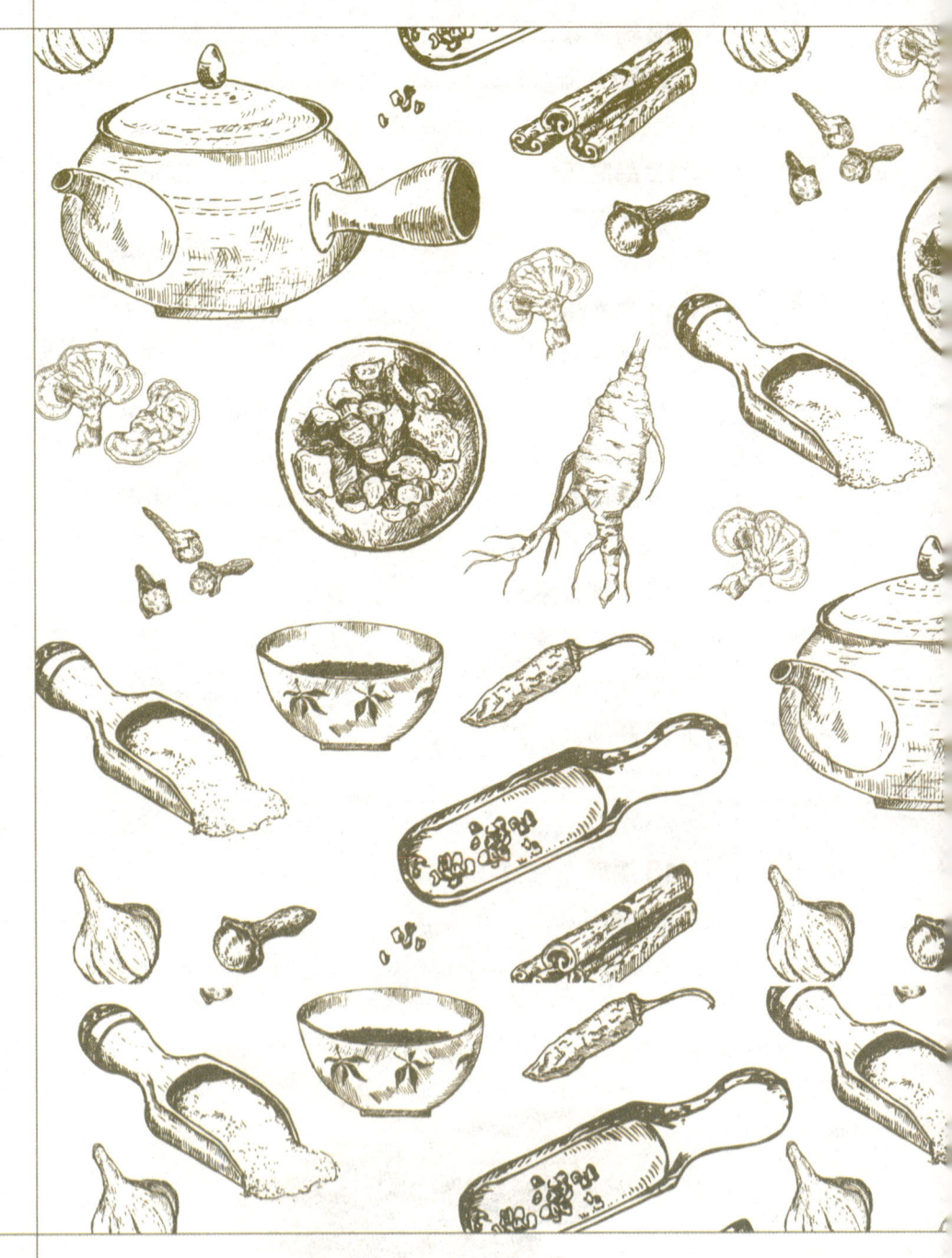

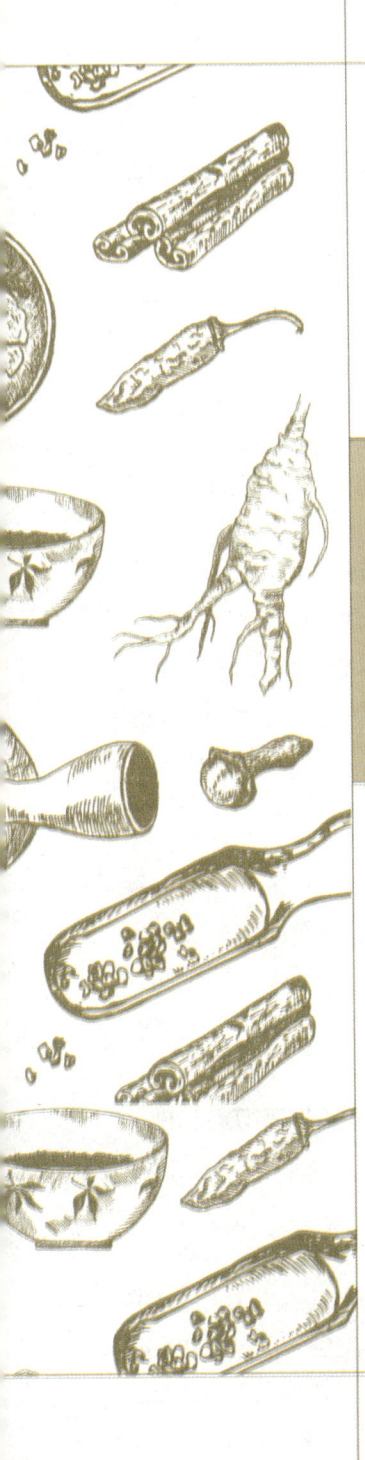

PART 1 中医的医之纲领——望闻问切

01 何为望闻问切

望闻问切，是中医诊断的四个基本步骤，也被称为四诊法，最早出自《古今医统》："望闻问切四字，诚为医之纲领。"它包括望诊、闻诊、问诊和切诊四个方面。

《黄帝八十一难经·六十一难》中提到："望而知之谓之神，闻而知之谓之圣，问而知之谓之工，切脉而知之谓之巧。"

望诊，是对患者全身或局部进行有目的的观察以了解病情，测知脏腑病变。"望而知之谓之神"，表示通过观察一个人的气色形体姿态就知道病症情况的医者，可以称为医神，须明气机、用五行。望五色而知其病，是四诊中之最高境界。

闻诊，是通过听声音、嗅气味以辨别患者内在的病情。"闻而知之谓之圣"，指通过听患者的呼吸、闻患者的气味，听话听声辨心音就知道病症情况的医者，可以称作医圣。

问诊，是通过对患者或陪诊者进行询问以了解病情及有关情况。"问而知之谓之工"，表示对患者进行问询而知其症结所在的大夫，可以称为"工"，双"工"即"巫"，指在上古时代指掌握天地秘密的人，表明医者无所不知。

切诊，是诊察患者的脉候和身体其他部位，以测知体内、体外一切变化的情况。"切脉而知之谓之巧"，指通过把脉了解病症的具体情况的医者，称为巧匠，切脉能结合"望""闻""问"这三项，更准确地判断病症，从而精确地开药方。

望闻问切是中医诊断的重要方法，通过望闻问切四诊法，中医可以综合分析患者的病情，确定病因，并制定相应的治疗方案。

四诊是从各种不同角度检查病情，所搜集的资料各有不同意义。在四诊合参的基础上，还应注意兼参其他诊法。古代的医家往往把时辰、运气、体质等内容融会贯通于四诊，联系四时气候、地方水土、生活习惯、年龄长幼、体质强弱等诸方面的内容，进行综合考察。

02 望闻问切源远流长

《黄帝内经·素问·阴阳应象大论》说："善诊者，察色按脉，先别阴阳；审清浊，而知部分；视喘息，听音声，而知所苦；观权衡规矩，而知病所主；按尺寸，观浮沉滑涩，而知病所生，以治无过，以诊则不失矣。"这里明确地指出，诊断是通过望、闻、问、切四诊综合分析确定的，不是单靠任何一种诊法来确定的。

公元前五世纪，著名医家扁鹊就以"切脉、望色、听声、写（犹审）形"等为人诊病。在《黄帝内经》和《黄帝八十一难经》中，不仅奠定了望、闻、问、切四诊的理论基础和方法，而且提出诊断疾病必须结合致病的内外因素全面考虑。

古代四诊的发展，以望诊中舌诊和切诊中脉诊较为突出。

舌诊的起源与发展

有关舌诊的论述在医籍中最早见于《黄帝内经》，《黄帝内经·素问·脉要精微论》说："心脉搏坚而长，当病舌卷不能言。"《黄帝内经》虽然没有将"舌诊"作为专题论述，但从各篇有关舌诊的内容可以看出，不同的疾病在舌头上有不同的体现；根据舌的运动是否灵活可以推断疾病的轻重和预后情况。这些都说明从那个时代起，人们已经注意到舌头的变化与疾病有着密切的联系。

由于种种原因，舌诊学的发展一直较为缓慢，其转折点是明清时期温病学说的兴起，从此，舌诊学的发展开始进入鼎盛时期。明清以后，舌诊学得到广泛的应用和全面的发展，温病学说的兴起，使人们对舌诊的重视和研究远远超过了脉学，舌诊论著层出不穷，甚至轻脉重舌者，亦不乏其人。

中华人民共和国成立以后，舌诊学得到进一步的发展。大量钻研中医学的人学习先贤的经验，结合临床观察，进行

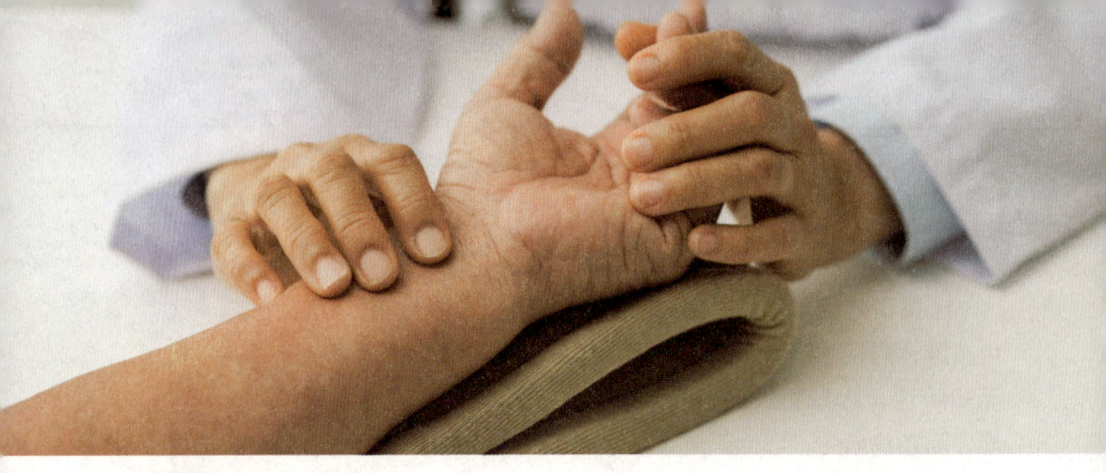

客观分析,并运用现代医学科学技术,进行研究工作。事实证明,舌诊在反映机体内的生理病理变化,指导临床辨证论治方面,确有科学的根据和独特的意义。

脉诊的起源与发展

起源于《黄帝内经》

据考证,脉学的起源,以先秦时期《黄帝内经》一书的问世为标志,与中医学的发展基本是同步的。《黄帝内经·素问》中的"脉要精微论""三部九候论""平人气象论""玉机真脏论"等篇章都是脉学的重要参考文献,提出了许多脉理理论,列举了21种脉象。在诊脉的部位上提出了"三部九候诊法""人迎寸口诊法""寸口诊法",并强调诊脉的最佳时间、方法和要求,奠定了中医脉学的理论基础。

发展于《黄帝八十一难经》

扁鹊所著的《黄帝八十一难经》,从第一难到三十三难,重点论述了脉诊的内容,补充了《黄帝内经》的不足,奠定了脉学的理论基础。表明寸口为"脉之大会",又是"五脏六腑之所终始",因此可以"独取寸口,以决五脏六腑死生吉凶",进而将寸口分为寸、关、尺三部。"独取寸口"是在《黄帝内经》寸口诊法基础上发展的一个创举,被沿用至今,可见寸口诊法对脉诊的重要意义。扁鹊也被公认为脉诊的创始人。

完善于《脉经》

西晋王叔和的《脉经》，是我国最早的脉学专著，既阐明了脉学的理论知识，又分述了寸口、三部九候、二十四脉等脉法，对后世影响很大。《脉经》的问世，标志着中医脉学理论的正式形成。《脉经》进一步确立了寸口诊法，并明确阐释了常用的24种脉象，对每种脉象做了解释，成为后世脉象参考的根据。

推广于明清、近现代

明朝出现了一位驰名中外的医药学巨匠——李时珍。他不仅著有《本草纲目》，还著有《濒湖脉学》《奇经八脉考》等，可以与脉学四大经典著作相媲美。

明代张三锡《医学六要》之一的《四诊法》，内容虽偏重于切脉，但也详实地记述了五官、色脉、声诊、问病、辨舌等诊察方法。《医宗金鉴·四诊心法要诀》以歌诀的方式简单对四诊心法进行了概括总结，对脉诊、望色、察面、五官、辨舌、闻声及问诊等分别予以论述，并且介绍了八脉要诀、小儿诸诊歌及奇经八脉图歌等，内容以韵语加注的形式阐述，偏向实用性。

清代林之翰的《四诊抉微》以《黄帝内经》色脉并重为依据，抉取古今有关四诊论述编纂而成。着重指出四诊不但同样重要，而且互相关系，既要重视切脉，也要重视望、闻、问三诊。望诊部分，详细论述了神气、形、色、颜面、五官、齿、爪甲等变化，并提出小儿指纹的特殊观察方法。闻诊部分，指出听声审音，可察盛衰存亡，并可征中外情志之感。问诊部分，则是审察病机之关键。脉诊部分，详细介绍脉理，并结合诊断，介绍治法。

脉学发展到近现代，体系已相对完善。在近现代四诊的研究中，仍以脉诊和舌诊的发展尤为突出。随着时代的发展，中西医结合将不断深入，传统脉学还会得到进一步的充实和发展，为疾病诊疗提供更有力的帮助。

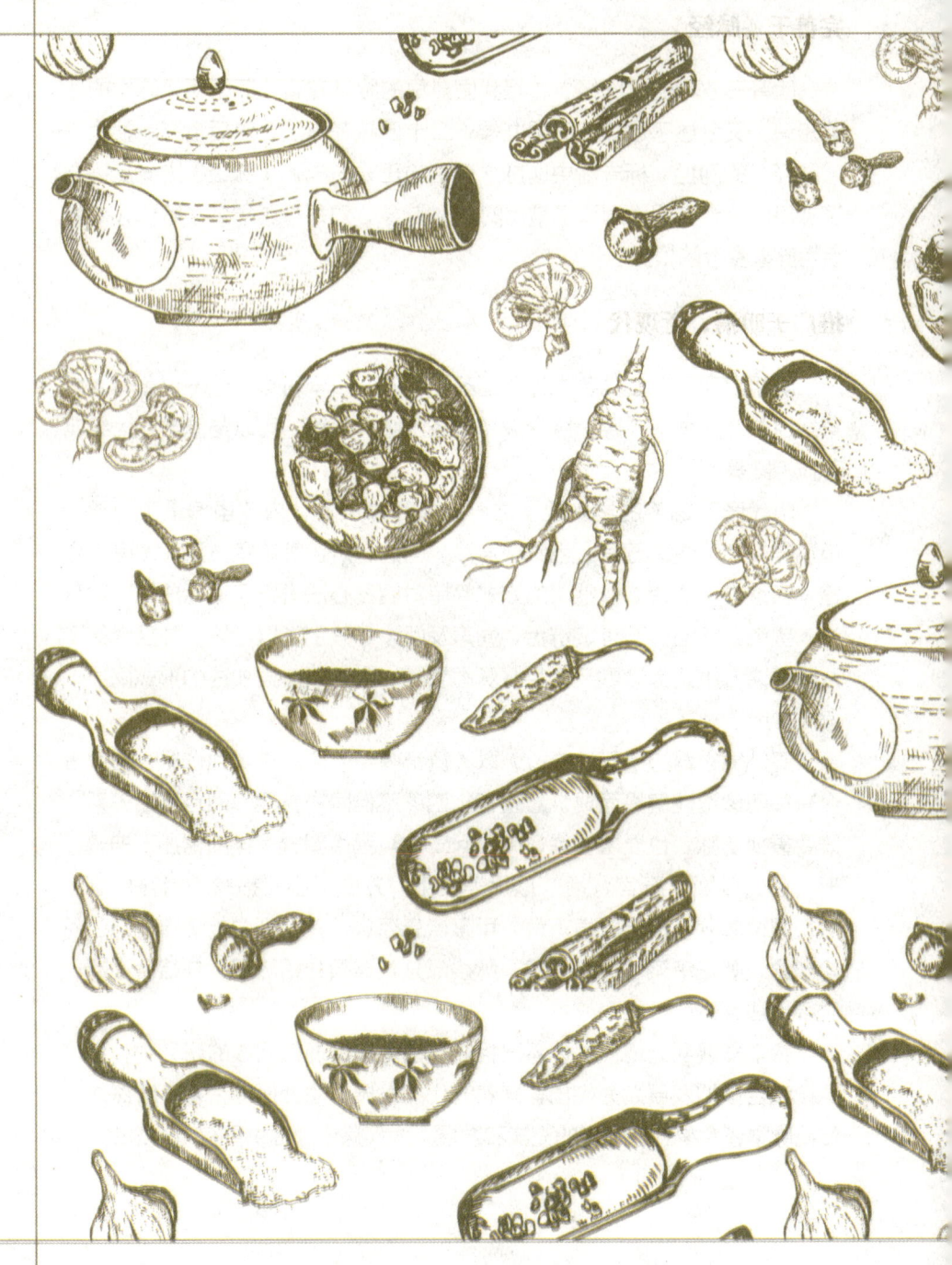

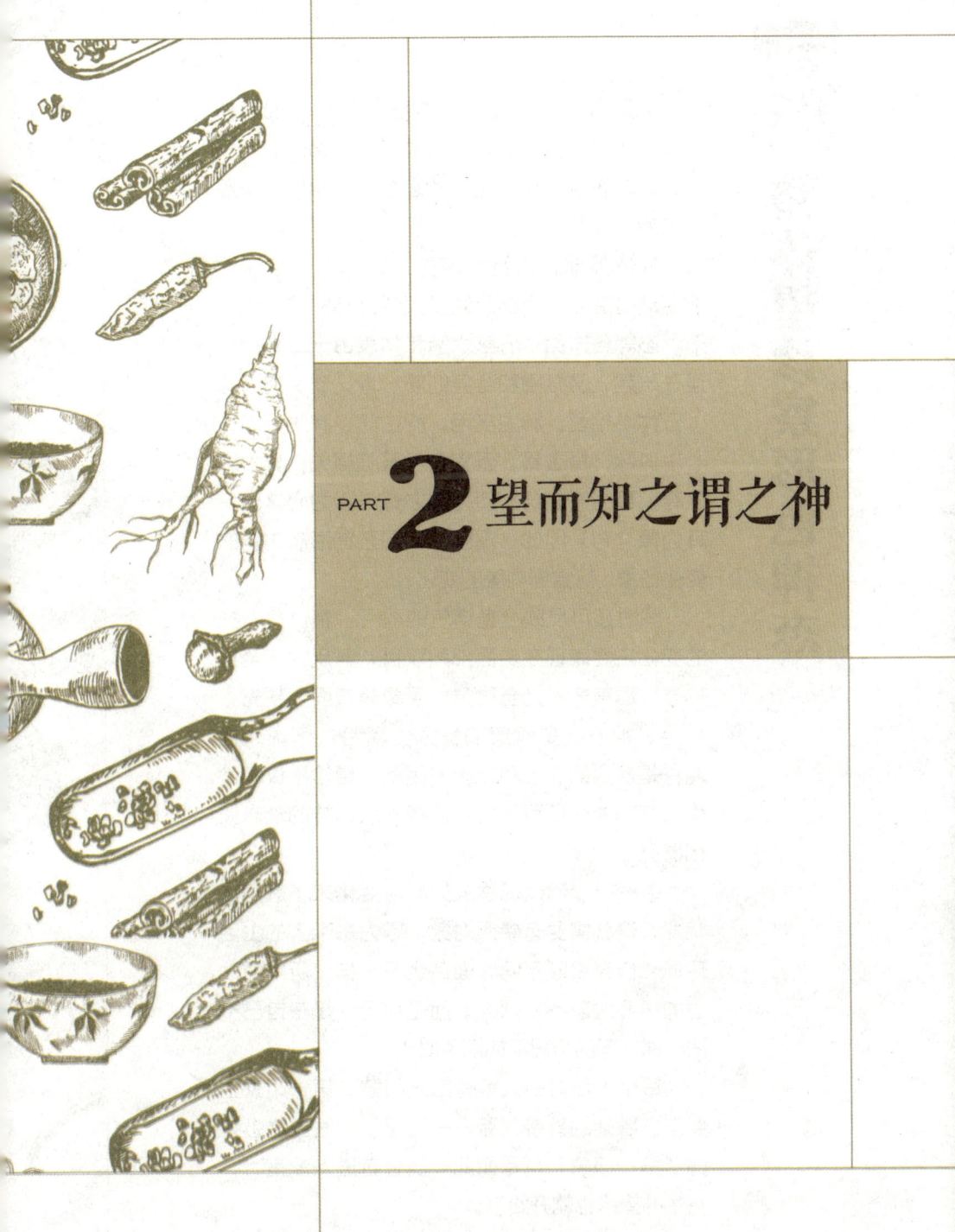

PART 2 望而知之谓之神

01 整体望诊察形色神态

《黄帝内经·灵枢·本脏》云："视其外应，以知其内藏，则知所病矣。"如果脏腑、气血、阴阳有了异常变化，就必然会在相应部位反映出来。

人体外部和五脏六腑关系密切，若脏腑功能活动有变化，必然反映于人体外部的神、色、形、态等各方面。五脏六腑和体表由十二经脉贯通在一起，又分别和全身的筋、骨、皮、肉、脉（五体）相配：肺主皮毛，肝主筋，脾主肌肉，心主血脉，肾主骨。五官亦与五脏相关：鼻为肺之窍，目为肝之窍，口为脾之窍，舌为心之窍，耳为肾之窍。因此，观察体表和五官形态功能的变化征象，可推断内脏的变化。

同时还可反映全身精气的盈亏。精、气、神的变化主要表现在头面部和双目，兼反映于全身形态、语言气息乃至脉象、舌象等方面。精充、气足、神旺，是健康的征象；精亏、气虚、神耗，是疾病的表现和原因。因此，望诊不仅可诊察内脏病变，还可了解人体精、气、神的动态变化情况。

中医望诊通过观察人的面色变化来了解身体状况，这就需要有参照对象。因为每个人的生活环境和自身禀赋不同，面色也不一样，所以面诊时的参照对象不是别人，而是自己，是在自己不同时期、不同情况下的面色对比。

每个人都对别人留有第一印象，第一印象主要来自眼睛的直接判断——"望"，医生对患者的"第一印象"也是如此。当患者进入诊室时，医生的望诊也就开始了。

凡能用眼睛看到的都要观察，包括病人的神色、体型、皮肤颜色、舌象、脉络等情况，以及排泄物、分泌物和分泌物的形、色、质、量等。

现将望诊分为整体望诊、局部望诊、望舌、望排出物、望小儿指纹等五项叙述。舌诊和面部察色虽属头面五官诊察，但舌象、面色反映内脏病变较为准确，实用价值较高，因而形成了面诊、舌诊两项独特的中医传统诊法。

望神看精神状态

望神就是观察人体生命活动的外在表现，即观察人的精神和机能状态。

"神"是生命活动的总称，有广义和狭义之分。广义的"神"，是指整个人体生命活动的外在表现，可以说神就是生命；狭义的"神"，指人的精神活动，可以说神就是精神。

神是以精气为物质基础的一种机能，是五脏所生之外荣。望神可以了解五脏精气的盛衰及病情轻重与预后。望神应重点观察病人的精神、意识、面部表情、形体动作、反应能力等，尤应重视眼神的变化。望神的内容包括得神、失神、假神，失神又分神气不足和神志异常。

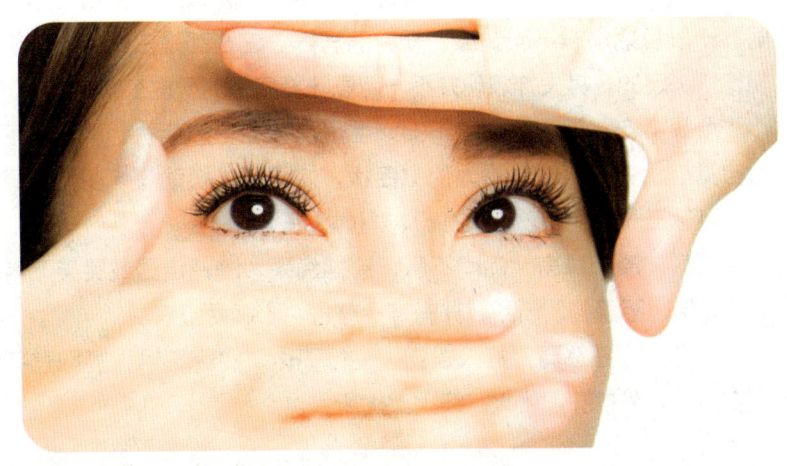

(1) 得神

得神又称有神，是精充气足神旺的表现。在病中，则虽病而正气未伤，是病轻的表现，预后良好。

表现：神志清楚，语言清晰，面色荣润含蓄，表情丰富自然；目光明亮，精彩内含；反应灵敏，动作灵活，体态自如；呼吸平稳，肌肉不削。

(2) 失神

失神又称无神，是精损气亏神衰的表现。病到这个程度，已经属于重症，预后不良。失神还有神气不足和神志异常两种情况。

表现：精神萎靡，言语不清，或神昏谵语，循衣摸床，撮空理线，或猝倒而目闭口开；面色晦暗，表情淡漠或呆板；目暗睛迷，瞳神呆滞；反应迟钝，动作失灵，强迫体位；呼吸气微或喘；周身大肉已脱。

神气不足

神气不足是轻度失神的表现，与失神状态只是程度上的区别。它介于有神和无神之间，常见于虚证患者，所以更为多见。

表现：精神不振，健忘困倦，声低懒言，怠惰乏力，动作迟缓等。多属心脾两亏，或肾阳不足。

神志异常

神志异常也是失神的一种表现，但与精气衰竭的失神则有本质上的不同。一般包括烦躁不安，癫、狂、痫病等。这些都是由特殊的病机和发病规律所决定的，其失神表现并不一定意味着病情的严重。

烦躁不安：指心中烦热不安，手足躁扰不宁的症状。烦与躁不同，烦为自觉症状，如烦恼；躁为他觉症状，如躁狂、躁动等。多与心经有火有关，可见于邪热内郁、痰火扰心、阴虚火旺等证。

癫病：淡漠寡言，闷闷不乐，精神痴呆，喃喃自语或哭笑无常，多是痰气郁结、阻蔽神明所致，亦有神不守舍、心脾两虚者。

狂病：疯狂怒骂，打人毁物，妄行不休，少卧不饥，甚则登高而歌，弃衣而走。多是肝郁化火、痰火上扰所致。

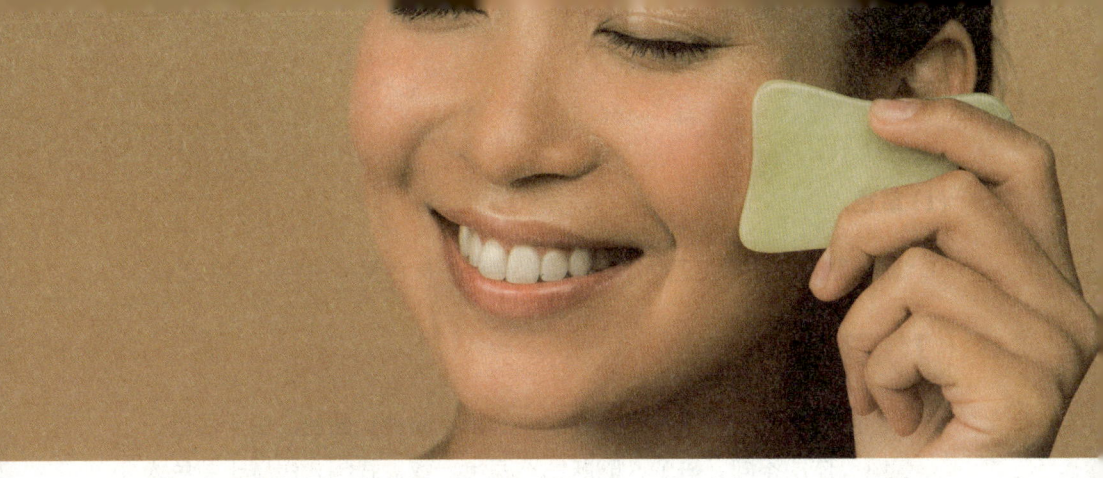

痫病：突然昏倒，口吐涎沫，四肢抽搐，醒后如常。多由肝风挟痰上窜蒙蔽清窍，或属痰火扰心，引动肝风。

(3) 假神

假神是垂危患者出现的精神暂时好转的假象，并非好兆头。

表现：久病重病之人，本已失神，但突然精神转佳，目光转亮，言语不休，想见亲人；或病至言语声低微断续，忽而响亮起来；或原来面色晦暗，突然颧赤如妆；或本来毫无食欲，忽然食欲增强。

假神与病情好转的区别在于：

假神的出现比较突然，其"好转"与整个病情不相符，只是局部的和暂时的。由无神转为有神，是整个病情的好转，有一个逐渐变化的过程。

假神之所以出现，是因为精气衰竭已极，阴不敛阳，阳虚无所依附而外越，以致呈现出一时好转的假象，也就是我们常说的"回光返照"。

察色辨常色和病色

望色就是医者观察患者面部颜色与光泽的一种望诊方法。颜色是色调变化，光泽则是明度变化。古人把颜色分为五种，即青、赤、黄、白、黑，所以望色也称为五色诊。五色诊的部位既有面部，又包括全身，所以有面部五色诊和全身五色诊，统称望色。

由于五色的变化，在面部表现最明显，因此，常以望面色来阐述五色诊的内容。

望色重点在于识别常色与病色。

(1) 常色

常色是人在正常生理状态时的面部色泽。常色又有主色、客色之分。

1 主色

所谓主色，是指人终生不改变的基本肤色、面色。由于民族、禀赋、体质不同，每个人的肤色不完全一致。我国人民属于黄色人种，一般肤色都呈微黄，所以古人以微黄为正色。在此基础上，有些人可有略白、较黑、稍红等差异。

2 客色

人与自然环境相应，由于生活条件的变动，人的面色、肤色也相应变化叫作客色。例如，随四时、昼夜、阴晴等天时的变化，面色亦相应改变。再如，由于年龄、饮食、起居、寒暖、情绪等变化，也可引起面色变化，也属于客色。

总之，常色有主色、客色之分，其共同特征是脸色都明亮润泽。

(2) 病色

病色是指人体在疾病状态时的面部颜色与光泽，也有人认为除常色之外，其他一切反常的颜色都属病色。病色有青、黄、赤、白、黑五种。现将五色主病分述如下：

1 青色

主寒证、痛证、瘀血证、惊风证、肝病。

青色为经脉阻滞，气血不通之象。寒主凝滞，寒盛则气滞血瘀，故面色发青。经脉气血不通，不通则痛，故痛也可见青色。肝病气机失于疏泄，气滞血瘀，也常见青色。

如面色青黑或苍白淡青，多属阴寒内盛；面色青灰，口唇青紫，多属心血瘀阻，血行不畅；小儿高热，面色青紫，以鼻柱、两眉间及口唇四周明显，是惊风先兆。

温馨提示

①忧郁多思易伤肝，因此应保持心情愉快。

②面色突然发青应引起注意，可能是心脏疾病，严重时会危及性命。

② 黄色

主湿证、虚证。

面色黄，是指面部颜色比常人黄而没有光彩。《黄帝内经·素问·五脏生成》曰："色味当五脏：……黄当脾、甘。"《证治准绳·察色要略》曰："黄色属土，主湿，乃足太阴脾经之色。"黄色是脾虚湿蕴之表现。

面色淡黄憔悴称为萎黄，多属脾胃气虚，为气血不能上荣于面部所致；面色发黄而且虚浮，称为黄胖，多属脾虚失运，为湿邪内停所致；黄而鲜明如橘皮色者，属阳黄，为湿热熏蒸所致；黄而晦暗如烟熏者，属阴黄，为寒湿郁阻所致。

温馨提示

①肠胃不好，能够通过细嚼慢咽得到改善，不妨试试每次咀嚼30次以上再下咽。

②过度劳累、生气都会伤及脾胃，因此心情开朗很重要。

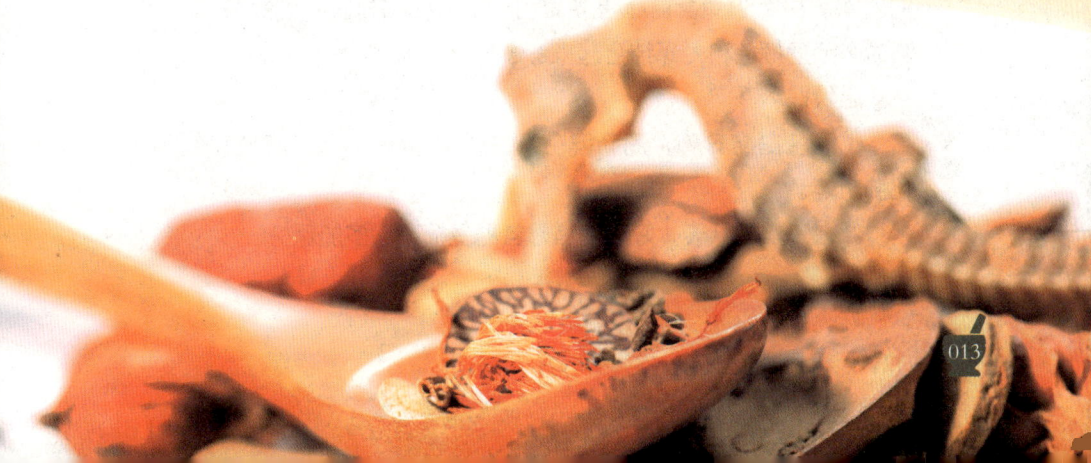

③ 赤色

主热证。

面色赤，指患者面部颜色比正常人的红。这通常是体内有热的外在表现。《黄帝内经·灵枢·五色》中说："以五色命脏，……赤为心。"又说："黄赤为热。"面色赤与热关系密切，所以《伤寒论》中把面色赤称为"热色"。

面色赤是因为体内有热，而热又有实热和虚热之分。实热是满脸通红，多是阳盛之外感发热，或脏腑有内热；虚热则颧骨两处嫩红，属于阴虚火旺。

此外，若在病情危重之时，面红如妆者，多为戴阳证，是精气衰竭、阴不敛阳、虚阳上越所致。

温馨提示

①轻松运动有助于强化心血管，坚持散步或慢跑等轻松的运动，能锻炼心脏功能。

②洗澡不要用太热的水，泡澡水位也不要高于心脏，以免给心脏带来负担。

④ 白色

主虚寒证、血虚证。

面色白为气血虚弱不能荣养机体的表现。阳气不足，气血运行无力，或耗气失血，致使气血不充，血脉空虚，均可呈现白色。

临床上，面色白又有面色淡白、面色无光、面色苍白等色泽上的差别。白而明润含蓄者是健康色，白而枯槁显露者则是患病。诊断时必须把颜色和光泽结合起来考虑。

温馨提示

①面色白需养肺，而新鲜空气是肺的良药，呼吸新鲜空气能强化肺功能。

②在干燥的秋天，呼吸器官最容易受损，需多加保护。

5 黑色

主肾虚证、水饮证、寒证、痛证及瘀血证。

患者面部均匀地显露晦黑的病色，多为肾阳不足、肾精亏损，或血运不畅、瘀血阻滞引起。

面色发黑分正常黑色和不正常黑色。正常黑色有的是与生俱来，有的是受日光照射而变化来的。除此之外的黑色，则为病色。

温馨提示

①腰腿部的衰弱提示肾功能偏衰，平时要多散步以锻炼下半身，避免长时间站立和久坐，让腰腿血液保持顺畅。

②寒气入侵是肾脏的大敌，冬季一定要好好保暖。

③多喝水能冲淡尿液，促使尿液快速排出，有助于预防肾结石。

望形体知精气盛衰

形体，指人的躯体身形，望形体即望人体的整体外貌，包括身体的强弱胖瘦、体型特征、躯干四肢、皮肉筋骨等等。形体与人的脏腑联系密切，中医认为肺合皮毛、脾合肌肉、心合血脉、肝合筋腱、肾合骨骼，五体依赖五脏精气的充养，五脏精气的盛衰和功能的强弱又可通过五体反映于外。通过观察，可以了解内在脏腑的虚实以及气血的盛衰。

望形体包括望强弱、胖瘦以及体质形态，尽管身体衰弱会在这三个方面有典型的表现，但在实际诊断的过程中，要结合病史、机体的功能状态等综合诊断。

人的形体有强、弱、肥、瘦之分。凡形体强壮者，多表现为骨骼粗大、胸廓宽厚、肌肉强健、皮肤润泽，反映脏腑精气充实，虽然有病，但正气尚充，预后多佳。

凡形体衰弱者，多表现为骨骼细小、胸廓狭窄、肌肉消瘦、皮肤干涩，反映脏腑精气不足，体弱易病，若病则预后较差。

肥而食少为形盛气虚，多肤白无华，少气乏力，精神不振。这类病人还常因阳虚水湿不化而聚湿生痰，因此有"肥人多湿"之说。

望姿态看阴阳气血

正常的姿态是舒适自然，运动自如，反应灵敏，行住坐卧随心自在。在生病时，由于阴阳气血的盛衰，姿态也随之发生异常变化，不同的疾病会产生不同的病态。望姿态，主要是观察病人的动静姿态、异常动作及与疾病有关的体位变化。

如病人的眼睛、面部、嘴唇、手指不时颤动，在外感病中，多是痉挛的预兆；在内伤杂病中，多是由于血虚阴亏，经脉失养。

四肢抽搐或拘挛，脊背挺直，属于痉病，常见于肝风内动、热极生风、小儿高热惊厥，也常见于气血不足，筋脉失养。此外，痫证、破伤风、狂犬病等，都有可能引起痉挛。战栗常见于疟疾发作，或为外感疾病之兆。手足软弱无力，行动不灵而无痛，是痿证。关节肿大或痛，以致肢体行动困难，是痹证。四肢不用，麻木不仁，或拘挛，或痿软，皆为瘫痪。如果猝然昏倒，而呼吸自续，多为厥证。

痛证也有特殊姿态。以手护腹，弯腰屈背，多为腹痛；以手护腰，腰背板直，转动艰难，多为腰痛；行走时突然停步，以手护心，不敢行动，多为心痛；皱眉扶额捧头，多为头痛。

如果病人畏缩多衣，必恶寒喜暖，多为寒证；病人常脱衣服掀被子，则恶热喜冷，多为热证。伏首畏光，多为目疾；仰首喜光，多为热病。

从坐形来看，稍坐即喜俯趴，多为肺虚少气；稍坐即喜躺卧，多属肺实气逆；但坐着没法躺下，一躺下就上不来气，多为咳喘肺胀，或是水饮停于胸腹；躺着而不能久坐，坐起则疲惫或者眩晕，多为气血双亏或脱血夺气；坐下就不想站起来；多为阳气虚；坐卧不安是烦躁或腹满胀痛。

从卧式来看，喜欢朝外侧躺，身轻能自由转身，为阳证、热证、实证；反之，喜欢朝里侧躺，身重不能转侧，多为阴证、寒证、虚证；若病重到不能自己翻身转侧时，多是气血衰败严重，很难恢复或恢复较慢；蜷卧成团者，多为阳虚畏寒，或有剧痛；反之，仰面伸足而卧，则为阳证热盛而恶热。

02 局部望诊察细微

头部显示脑、肾的病变和气血

望头部主要是观察头之外形、动态及头发的色质变化及脱落情况,以了解脑、肾的病变及气血的盛衰。

望头形

头形过大或过小,且伴有智力低下的儿童,多半因为先天不足,肾精亏虚。头形过大,可能由脑积水引起。无论大人或儿童,头摇不能自主者,都是肝风内动之兆。

望头发

正常人发多浓密色黑而润泽,是肾气充盛的表现。

发稀疏不长,是肾气亏虚。发黄干枯,久病落发,多为精血不足。若突然出现片状脱发,为血虚受风所致。青少年落发,多因肾虚或血热。青年白发,伴有健忘、腰膝酸软者,属肾虚。小儿发结如穗,常见于疳积病。

五脏开窍显于五官

望五官是对目、鼻、耳、唇、口、齿龈、咽喉等头部器官的望诊。诊察五官的异常变化,可以了解脏腑病变。

望舌属望五官之一,其内容丰富,已发展为专门的舌诊,因此另立一节阐述。

(1) 望目

眼睛的神、色、形、态

目神：人的眼睛有没有神气，是望神的重点。凡视物清楚，神光充沛者，是眼睛有神；若白睛浑浊，黑睛晦滞，是眼睛无神。

目色：两眦赤痛，为心火；白睛红赤，为肺火；白睛现红络，为阴虚火旺；眼胞红肿赤烂为脾火；全目赤肿，迎风流泪，是肝经风热。白睛变黄，是黄疸的先兆。目眶周围见黑色，为肾虚水泛之水饮病，或寒湿下注的带下病。

目形：目胞微肿，状如卧蚕，是水肿初起，老年人下睑浮肿，多为肾气虚衰。眼窝凹陷，是阴液耗损之征，或是精气衰竭所致。眼球突起而喘，为肺胀；眼突而颈肿则为瘿瘤。

目态：目睛上视，不能转动，多见于惊风、痉厥或精脱神衰之重证。

横目斜视是肝风内动的表现。眼睑下垂，称"睑废"。双睑下垂，多为先天性睑废，属先天不足，脾肾双亏。单睑下垂或双睑下垂不一，多为后天性睑废，因脾气虚或外伤后气血不和，脉络失于宣通所致。瞳仁扩大，多属肾精耗竭，为濒死危象。

眼睛与肝脏息息相关

中医有"肝开窍于目"之说。随着社会竞争的加剧，人们对眼睛的使用强度也越来越大，频次越来越多，发生视疲劳的情况也就越来越多。视疲劳是指由于持续近距离视物之后出现的视蒙、眼胀、眼部干涩、灼痛、

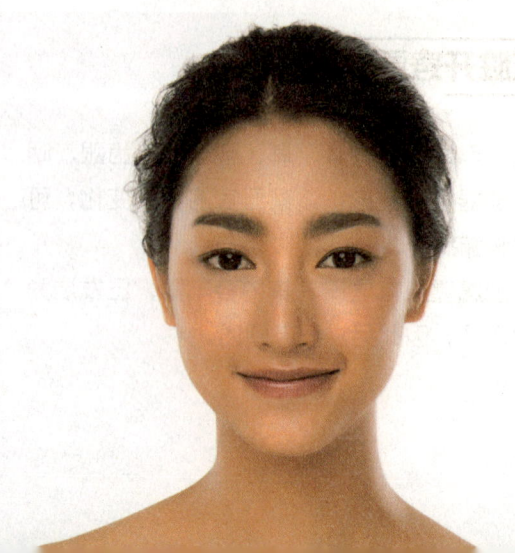

眼及眼眶酸痛等症状，以及头痛、恶心、乏力等周身不适。如果你经常对着电脑或书本，过度用眼，就会消耗肝血。《黄帝内经》的"五劳所伤"中有一伤"久视伤血"。这里的"血"，指的就是肝血。中医认为，本病多为肝血不足、肝肾阴虚所为，当养肝益肾。

眼红有血丝、视力模糊：肝火旺

肝火旺盛主要由生活不规律、不良情绪积郁，或者烟酒过度导致。肝经循行于头、耳、胸胁，所以会出现头昏脑涨、两耳轰鸣、胸胁胀痛等症状，肝火旺盛常常伴随眼红、眼干、眼部分泌物多等症状，因此中医有"肝主目"的说法。

巩膜发黄：肝炎

"巩膜发黄"是诊断肝脏疾病的重要依据，甲型肝炎、急性乙型肝炎几乎都会出现不同程度的"巩膜发黄"。

眼睛发红

眼睛发红，是指眼睛白睛红赤。在《黄帝内经》和《伤寒论》中均称此为"目赤"。其后，根据目赤的病因、病症等不同特点，分别又有"暴风客热""天行赤眼""赤痛如邪""大小眦红"等名称。

自我诊断

类型	症状	发病原因
外感风热型	白睛暴赤，热泪如汤，畏光，兼见恶寒发热，头痛鼻塞，舌苔薄白，脉浮浅且跳动急速	外感风热而眼睛发红，主要是感受风热之邪而发，一般多发生于风盛季节
天行时邪型	白睛红赤灼热，眵多黏结，畏光，眼涩难睁。或先患一眼而累及两眼，或两眼齐发，传染性很强	天行时邪而眼睛发红，主要是因感受时气之毒而发，多偏于热盛。发病时传染性强，往往会广泛流行

温馨提示

(1)适当休息：短暂的休息可让眼睛放松，最好的方法是离开座位，找一些远距离的目标来看，每次大约维持10秒，对护眼有较大的帮助。

(2)保持眼部清洁：由于患急性结膜炎时眼部分泌物较多，所以不能单纯依靠药物治疗。细心地护理眼部，经常保持清洁很重要，用生理盐水或3%的硼酸液洗眼或眼浴，再滴入眼药才能充分发挥其药效。

(3)避光避热：严重的急性结膜炎病人畏光流泪，为减轻不适，要避免光和热的刺激。也不要勉强看书或看电视，出门时可戴太阳镜，避免阳光、风、尘等刺激。为了使眼部分泌物排出通畅，降低局部温度与病菌繁殖速度，眼部不可包扎或戴眼罩。

其他眼睛疾病

白内障

白内障是指瞳神内黄精混浊，逐渐发展成翳障，影响视力，甚至失明的症状。因其从内而蔽，所以叫作内障。《目经大成》中说："此症盖目无病失明，金井之中，有翳障于神水之上，曰内障。"此疾多见于老年人，也有因胎患或外伤震击而导致者。

自我诊断

类型	症状	发病原因
阴气亏损型	视觉昏花，常见空中黑花缭乱，继则视歧，睹物成二体，瞳神气色呈淡白或淡黄，逐渐转为全白而失明	阴气亏损而出现的白内障，多因年老体弱，或房劳过度，阴精耗损，不能充养目窍所致
脾虚型	视物模糊，不能久视，视久则酸痛，渐致失明；兼见面白，肢体倦怠，气怯懒言，食少纳呆，舌淡，脉虚细	脾虚而出现的白内障，多因饥饱劳倦，饮食不节，损伤脾胃，脾虚气弱，清明不能充养瞳神

温馨提示

(1)白内障患者外出时要佩戴太阳镜,因为太阳光中的紫外线是引发白内障的重要原因,特别是夏天或去海边等地方受紫外线的伤害会更大。

(2)注意精神调摄:遇事泰然处之,心胸宽广,保持情绪舒畅。要制怒,可以培养养花、养鸟、养金鱼的兴趣来陶冶情操;多与年轻人交谈,能分散对不愉快事情的注意力,激起生活的热情,从而起到阻止和延缓病情进展的作用。

迎风流泪

迎风流泪是指泪液无节制,溢出眼外,遇风或寒更为严重。《黄帝内经·素问·解精微论》有"见风则泣下"的记述。《证治准绳·七窍门》将其归纳为"迎风冷泪""迎风热泪""无时冷泪""无时热泪"四类。

自我诊断

类型	症状	发病原因
阴虚火旺型	白天常流热泪,晚上则干涩,伴有头晕目暗,舌苔薄白或薄黄,质红,脉细且跳动急速	体内阴虚火旺引起的眼睛流泪,多是由肝肾阴虚、水火不济、虚火上炎所导致
肝肾两亏型	初起泪止如无病症,久则冷泪长流。伴有眼目昏眩,瞻视不明,耳鸣耳聋,失眠遗精,腰腿酸软,舌苔白,脉细弱	多由房事不节,精血衰少引起,或者悲伤哭泣,伤阴耗液,致使肝肾两亏,阴损及阳,泪液不能节制

温馨提示

(1)注意个人卫生:不要随便用脏手揉眼睛。脸盆、手巾要个人专用,避免传染沙眼、结膜炎等。

(2)坚持用药:得了沙眼或结膜炎,要及时点眼药水并坚持用一段时间。一般轻度的流泪,经过上述处理会好转。如无好转,可到医院眼科诊治。

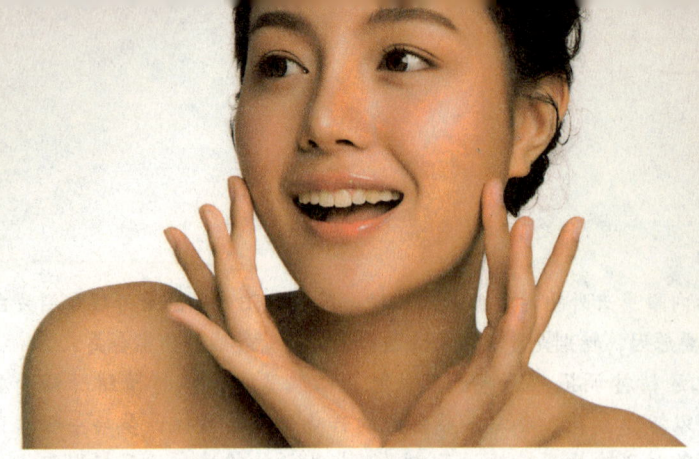

眼睑肿胀

眼睑肿胀，是指眼睛上下睑肿胀不适。本症在《黄帝内经·灵枢·水胀》中名为"目窠上微肿"，《金匮要略·水气病脉证并治》中称为"目窠上微拥"。而《证治准绳》中则称"肿胀如杯""脾虚如球"，前者为外障实邪，后者乃气虚所致，后世医家多从其说。

自我诊断

类型	症状	发病原因
脾虚湿滞型	上眼睑浮肿，虚肿如球，患处喜按，拭之稍平，少顷复起，目不赤痛，或兼目痒。脉弱，舌胖苔薄白	多因脾胃气虚、中气不足、运化失司、水湿停于胞睑所致。因虚而浮肿，故按之不痛
肺脾积热型	眼睛赤痛，热泪时出，畏光。继而眼睑肿胀，红肿如桃，疼痛拒按，痛引头额，或伴恶寒发热。舌红，脉跳急速	多因热邪入里或饮食失节，以致肺脾积热，壅热上攻，燥火客邪，血分热盛，热积胞睑，故发而为病

温馨提示

(1)用中指、无名指分别从上、下眼睑内侧，一起向后拉，到外眼角处并拢，经太阳穴拉至腮部，就能缓解眼睑浮肿症状。

(2)眼睛疲劳后，眨一眨眼睛，然后注视远处的任一目标。

(3)不要转动头部，要让眼球转到右眼角，然后再转到左眼角。不要抬头或是低头，要让眼睛先看看天花板，再看看地板。要把眼睛尽量睁大，然后再尽量闭紧。

(2) 望鼻

鼻子的颜色、形态及分泌物

色泽

鼻色明润，是胃气未伤或病后胃气来复的表现。鼻头色赤，是肺热之征；色白是气虚血少之征；色黄是里有湿热；色青多为腹中痛；色微黑是有水气内停。

鼻头枯槁，是脾胃虚衰，胃气不能上荣之候。鼻孔干燥，为阴虚内热，或燥邪犯肺；若鼻燥衄血，多是阳亢于上所致。

形态

鼻头或鼻翼色红，生有丘疹者，多为酒糟鼻，是胃火熏肺、血壅肺络所致。鼻孔内赘生小肉，撑塞鼻孔，气息难通，称为鼻痔，多由肺经风热凝滞而成。鼻翼煽动频繁、呼吸喘促者，称为鼻煽。如久病鼻煽，是肺肾精气虚衰之危证；新病鼻煽，多为肺热。

分泌物

流清涕，是外感风寒；流浊涕，是外感风热；流浊涕而腥臭，是鼻渊，多是外感风热或胆经蕴热所致。

肺脏与鼻子的关系

鼻是气体出入的通道，与肺直接相连，所以称鼻为肺之窍。鼻的通气和嗅觉作用，必须依赖肺气的作用，肺气和畅，呼吸调匀，嗅觉才能正常，所以《黄帝内经·灵枢·脉度》说："肺气通于鼻，肺和则鼻能知香臭矣。"鼻为肺窍，因此鼻又成为邪气侵袭肺脏的道路。

在病理上，肺部的疾病，多由口鼻吸入外邪所引起。肺气正常，则鼻窍通利，嗅觉灵敏；若肺有病，则可出现鼻塞、流涕、嗅觉异常，甚则鼻翼煽动、呼吸困难。故临床上，可把鼻的异常表现作为推断肺病变的依据之一。在治疗上，鼻塞流涕、嗅觉失常等疾病，又多用辛散宣肺之法，如用针刺耳部肺穴可治鼻息肉、慢性鼻炎等疾病就是依据"肺开窍于鼻"这一理论。

流鼻涕

流鼻涕，是指从鼻孔内流出分泌物。根据流出鼻涕的性质，可分为"清涕""白黏涕""黏脓涕""黄脓涕""脓血涕""臭涕"等。

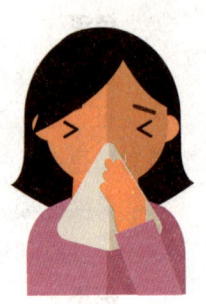

中医认为人身体外边有个保护层，叫卫气。这个卫气是由脾胃消化的食物的精华所形成的，在人体外边保护人体。如果脾胃不好的话，这个保护层也会不健康，人就容易受到外界风寒的侵犯。外界的风寒一旦侵犯人体，就会导致毛孔关闭。毛孔一关闭，本来要从毛孔中散发出来的水气就不能正常散发，如果要排放，就只能挤到呼吸道这条道路上，太拥挤了就凝聚成液体。于是在肺里就形成痰，在鼻腔里就形成鼻涕。

自我诊断

类型	症状	发病原因
风热型	鼻涕色黄质稠量多，甚则鼻孔周围红肿疼痛，鼻塞，兼见头痛，发热，恶风，咳嗽，汗出，舌红苔白	风热流鼻涕，是外感风热所致
风寒型	鼻涕清稀而多，鼻塞，喷嚏频作，咳嗽不断，伴发热、恶寒、头痛，咳嗽，无汗，舌质淡，苔薄白，脉浮紧	风寒流鼻涕，多是外感风寒引起

温馨提示

(1)热水泡脚：每晚用较热的水泡脚15分钟，要注意防止烫伤，泡脚时水量要没过脚面，泡后双脚要发红，才可有效预防感冒。

(2)盐水漱口：每日早晚、餐后用淡盐水漱口，以清除口腔病菌。在流感流行的时候更应用盐水漱口，如果仰头含漱使盐水充分冲洗咽部效果更佳。

(3)冷水浴面：每天洗脸时要用冷水，用手掬一捧水洗鼻孔，即用鼻孔轻轻吸入少许水再擤出，反复多次。

鼻塞

鼻子是人进行呼吸的重要通道，也是人体与外界直接接触的门户。在中医中，鼻为肺之窍，肺气通于鼻。鼻与人体经络也有密切关系：足阳明胃经循于鼻，手阳明大肠经上夹鼻孔，手太阳小肠经也循走鼻部。当人身体健康时，鼻部血运丰富，皮色红润，呈高而直的隆起状；而当人体生病时，鼻部的色泽和形态也随之发生改变。

因此，观察鼻部的微小变化能自查疾病。鼻塞是耳鼻咽喉科的常见症状之一，最常见的原因有鼻炎、鼻中隔偏曲、鼻息肉、鼻窦炎等。鼻塞可以通过不同的方法治疗。

自我诊断

类型	症状	发病原因
慢性鼻炎	多呈阵发性或者交替性，日轻夜重，常受体位影响，侧卧位时居下鼻腔鼻塞较重	慢性鼻炎导致鼻腔内充满异物，从而导致鼻子难以通气
急性鼻炎	感冒时鼻腔黏膜受炎症刺激，出现肿胀并有炎性渗出，造成鼻腔阻塞	多由感冒引起，发病快，通常在数日内达到高潮，一周左右则自行消退，常伴有发热等症状

温馨提示

(1)保持室内空气清新：保持室内空气流通，避免积尘和花粉等致敏物质的存在。定期清洁房间并注意室内空气湿度的调节。

(2)避免过敏原：尽量避免接触和吸入可能引起过敏的物质，如花粉、灰尘、动物毛发等。户外活动时可以佩戴口罩来减少接触。

(3)维持适度湿润：保持鼻腔的湿润有助于缓解鼻炎症状。可以使用生理盐水鼻喷剂或滴鼻液来清洁鼻腔，减少鼻腔黏膜的干燥。

(4)避免嗅觉刺激：避免接触辛辣食物、烟草、香水等会刺激鼻腔的物质，以免加重鼻炎症状。

流鼻血

流鼻血是临床常见症状之一,可能由鼻部疾病引起,也可能是全身疾病所致。流鼻血的原因有很多,总体可分为以下几种:饮酒,嗜辛辣食物;情志因素;脾虚、肾虚;阴竭阳脱。

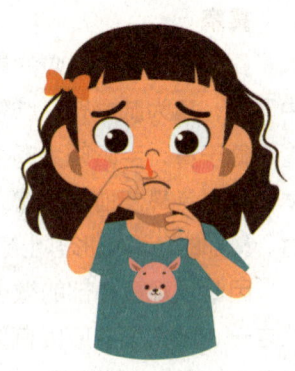

自我诊断

类型	症状	发病原因
胃火炽盛型	鼻干燥疼痛,出血量多,色鲜红,心烦,口渴欲饮,口臭,消瘦善饥,舌红苔黄,脉洪大且跳动急速	多是由于嗜酒或过食辛辣厚味之物,胃火内炽,上扰迫血而出
风热壅肺型	发热,汗出,口渴,咽痛,咳嗽痰少,鼻干燥疼痛,出血鲜红,量不多,脉浮数,舌苔薄白而干	风热壅肺引起的鼻子流血,多为风热郁于肌表,上扰鼻窍所致

温馨提示

(1)轻轻擤鼻涕:在流鼻血期间,不要用力擤鼻子,以免加重对鼻腔的刺激和破坏凝血的血块。可以轻轻用纸巾或湿纱布擦拭鼻腔,帮助清除鼻涕。

(2)避免刺激:禁食辛辣刺激的食物,戒除烟酒,以免滋生火气,刺激鼻腔黏膜,加重出血。

(3)维持室内湿度:保持室内湿度适宜,可以使用加湿器或放置水盆增加空气湿度,天气干燥时可往鼻腔里滴入油剂滴鼻液,以减少鼻腔干燥,降低鼻腔受损的风险。

(3) 望耳

耳朵的色泽、形态及耳内情况

色泽

正常耳部色泽微黄而红润。全耳色白多属寒证；色青而黑多主痛证；耳轮焦黑干枯，是肾精亏极，精不上荣所致；耳背有红络，耳根发凉，多是麻疹先兆。耳部色泽总以红润为佳，如见黄、白、青、黑色，都属病象。

形态

正常人耳部肉厚而润泽，是先天肾气充足之象。若耳廓厚大，是形盛；耳廓薄小，乃形亏。耳肿大是邪气实；耳瘦削为正气虚。耳薄而红或黑，属肾精亏损。耳轮焦干多见于下消证。耳轮甲错多见于久病血瘀。耳轮萎缩是肾气竭绝之危候。

耳内病变

耳内流脓，为脓耳，由肝胆湿热，蕴结日久所致。耳内长出小肉，其形如羊奶头者，称为"耳痔"；或如枣核，触之疼痛者，是为"耳挺"，多半是肝、肾、胃上火郁结而成。

肾脏与耳朵的关系

肾开窍于耳，众多古籍都提到了肾脏与耳朵的关系。《古今医案按》中说："耳之聪司于肾。"《黄帝内经·灵枢·五阅五使》言："肾气通于耳，肾和则耳能闻五音矣。"

肾藏精，精生髓，髓聚于脑，精髓充盛，听觉才会灵敏，所以说肾开窍于耳。临床上常常把耳的听觉变化，作为推断肾气盛衰的一个标志。人到老年，肾中精气逐渐衰退，故听力也会随之减退。

耳朵大，意味着肾气旺，先天禀赋好；耳垂长，意味着头脑健康。长寿老人中，大部分人耳朵大，且耳垂很长。这并不是说耳朵小的人就一定不健康、不聪明。多刺激耳朵上的穴位，多拉扯耳垂、按摩耳轮，有利于耳朵的气血循环。乾隆养生的方法之一，就是每天早上起来搓耳朵，他认为寿命是会越搓越长的。

其他耳朵疾病

耳内流血

耳内流血,即耳窍出血。《冯氏锦囊》中说:"耳中出血,少阴火动所致。"《内外伤辨惑论》作者李东垣说:"耳中无故出血,名曰耳衄。乃肝肾相火上逆,迫血而衄。"

耳出血常发生于耳鼓膜穿孔或颅底骨折时。鼓膜是一片具有一定韧性的薄膜,位于外耳道深部,是人体声音传导系统的重要组成部分。鼓膜易受直接损伤或间接冲击而破裂。直接损伤多见于掏耳朵或取异物时将镊子、发卡或火柴梗等伸入外耳道过深,以致刺破了鼓膜。间接冲击多见于爆破时的声波击破鼓膜所致;亦可因跳水、拳击耳部或滑冰等剧烈运动时突然跌倒,而使鼓膜被震破。

自我诊断

类型	症状	发病原因
阴虚火旺型	耳中有血缓缓流出,时作时止,量不多,头晕目眩,心悸耳鸣,腰膝酸软,脉细且跳动迅速,舌质红	多是由于肾阴不足,水不济火,相火上炎,迫血妄行所致。呈慢性发作,时作时止
肝火上逆型	耳内突然流血,量较多,耳部疼痛,心烦易怒,或胸胁胀满,口苦,目赤,小便实,脉弦且有力,舌质红	多因七情过激,肝失条达,气郁化火,循经上扰耳窍,迫血妄行,致血从耳中流出

温馨提示

(1)伤者如果意识清楚,可让他保持侧卧姿势,头倾向出血侧,让血水流出。

(2)不要随便往耳朵里滴药或冲洗外耳道,以免不慎将细菌带入中耳,引起中耳炎。在医生未诊治前,如外耳道口处有泥土或异物,可用70%酒精棉球擦去泥土,并小心地用干净镊子取出异物。

(3)当颅底骨折引起鼓膜破裂时,可能会从外耳道流出清亮的或血性的液体,这种液体就是脑脊液,临床上叫作外伤性脑脊液耳漏。

耳鸣

耳鸣，是自觉耳内有响声，或如蝉鸣，或如潮声，或如蚊叫的一种病症。一般为低音调，如刮风、火车或机器运转的轰鸣声；也可能是高音调，如蝉鸣、吹哨或汽笛声等。耳鸣若持续发生，会影响听觉，甚至导致耳聋。

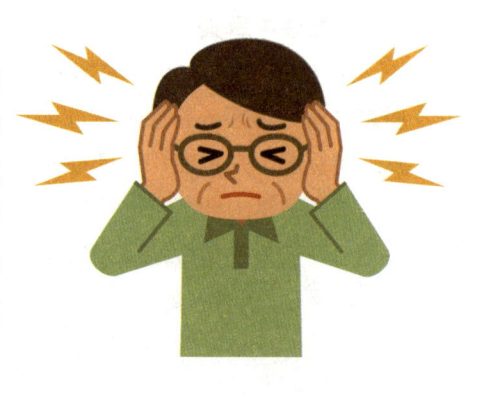

自我诊断

类型	症状	发病原因
痰火郁结型	耳鸣如蝉鸣，时有阻塞感，听音不清，头昏沉重，胸闷脘满，咳嗽痰多，口苦或淡而无味，二便不畅	无形之火与有形之痰煎熬胶结贮积于肺所致。因痰火上炎，堵塞耳道而引起耳鸣
肝火上扰型	耳鸣如闻潮声，或如雷声。郁怒后耳鸣加重，兼有耳胀耳痛；或有头痛眩晕，目红面赤，口苦咽干	耳为肝经气血循行之处，肝火上扰清窍引起耳鸣

温馨提示

(1)保持良好的睡眠：耳鸣患者中多数存在睡眠问题。如入睡困难、睡眠中途醒、较早醒或者白天困倦等。

(2)避免噪声刺激：避免长时间暴露在嘈杂的环境中，如音乐音量、机器噪声等。使用耳塞或其他防噪声设备，以减少对耳朵的刺激。

(3)避免长时间使用耳机或耳塞：长时间使用耳机或耳塞可能对耳朵产生负面影响，加重耳鸣症状。如果必须使用，尽量控制音量和使用时间。

(4)避免过度紧张和焦虑：情绪紧张和焦虑可能会加重耳鸣症状。尝试通过放松技巧、冥想或寻求专业心理支持来管理情绪。

化脓性中耳炎

化脓性中耳炎是中耳黏膜的化脓性炎症，多发于儿童，亦是小儿听力损失的常见病因。急性化脓性中耳炎为儿童期常见的感染性疾病，发病率高，易复发，并发症和后遗症多。

本病通常由细菌感染引起，最常见的细菌是肺炎链球菌、流感嗜血杆菌等，往往是由鼻腔或咽部的感染扩散到中耳腔引起的。症状常见耳痛、耳朵堵塞感、听力减退、耳鸣、发热等，有时还会出现耳道流脓的情况。

自我诊断

类型	症状	发病原因
急性化脓性中耳炎	多见于婴幼儿，发病急，疼痛剧烈，为搏动性跳痛，听力损失严重和鼓膜病变明显，化脓期反应剧烈	多由中耳黏膜、鼓膜或深达骨质的慢性炎症引起，常与慢性乳突炎合并存在。急性中耳炎未能及时治疗，也有可能变成慢性中耳炎
慢性化脓性中耳炎	感冒时咽部、鼻部的炎症向咽鼓管蔓延，咽鼓管咽口及管腔黏膜出现充血、肿胀，纤毛运动发生障碍，致病菌乘虚侵入中耳引起	可由急性中耳炎转变而来，表现为耳流脓、鼓膜穿孔和耳聋

温馨提示

(1)保持清洁，避水：用温水轻轻清洗耳朵外部，避免使用棉签或其他尖锐物品插入耳道，以免刺激和伤害耳道。避免游泳、淋浴时水进入耳朵，以防止病菌的扩散。

(2)温热湿敷：将热毛巾或热水袋轻轻放在患耳周围，可以缓解耳痛和不适感。请确保温度适中，避免过热。

(3)避免吹风：避免吹风机或其他强风直接吹向耳朵，以免刺激和干燥耳道。

(4)饮食调理：避免食用刺激性食物，如辛辣食品、油炸食品等，这些可能加重炎症。保持均衡的饮食，增加摄入富含维生素C和锌的食物，有助于恢复健康。

(4) 望口与唇

口唇的色泽和状态变化

望唇

唇部色诊的临床意义与望面色同，但因唇黏膜薄而透明，故其色泽较之面色更为明显。唇以红而鲜润为正常。

唇色

唇色淡白：多属气血两虚，可能患贫血或糖尿病。

唇色发红：深红表明脏腑湿热，下唇深红表明脾虚。

唇色发黄：多因饮食内伤，兼肝脾湿热。

唇色发黑：灰黑表明中阳不足，微黑兼紫红表明体内有瘀积，紫黑表明瘀血攻心。

唇色泛青：表明气滞血瘀，可能患急性病。

唇部状态

干枯皱裂：是津液已伤，唇失滋润。

唇口糜烂：多因脾胃积热，热邪灼伤。

唇内溃烂：其色淡红，为虚火上炎。

唇边生疮：红肿疼痛，为心脾积热。

望口

口噤：口闭不开，可能是癫痫、破伤风、急惊风等。

口僻：口角㖞斜不能恢复，多为中风、面瘫或脑卒中。

口张：口开而不闭，出气多进气少，多为肺气将绝。

脾脏与口唇的关系

口唇通过经脉与人体诸多脏器连属，尤其是与脾的联系最为密切。《黄帝内经》中说："口唇者，脾之官也。"中医认为脾开窍于口。若脏腑功能正常，津气旺盛上承，则唇口红润光泽，开合如常。反之，内脏病变亦必然反映于口唇。所以，通过观察口唇的形态、色泽，可以及时掌握身体情况。

《黄帝内经·素问·五脏生成》记载："脾之合肉也，其荣唇也。"

这句话点明了脾是气血生化的源头，如果源头出问题，那口唇就会发白、发干。

中医还说"脾主运化"，如果脾运化正常，食欲就好，这样的人一般气血充足，精神饱满。脾运行失常，湿毒积滞在脾胃，就会食之无味，从而厌食，导致人越发消瘦。而有的人虽然食欲好，但脾脏运化失常，难以消化，久而久之会肥胖。因此，太胖或太瘦，都与脾运化不当有关系。

其他口唇疾病

流口水

本病在《黄帝内经》中叫"涎下"，在《伤寒论》《金匮要略》中叫"口吐涎"。小儿口中流涎，则又名"滞颐"，如《诸病源候论》说："滞颐之病，是小儿多涎唾流出，渍于颐下，此由脾冷液多故也。"

自我诊断

类型	症状	发病原因
脾胃热蒸型	口中流涎，口舌疼痛或糜烂溃疡，便秘尿赤，心烦食减，舌尖红赤或起芒刺，舌苔黄或黄腻，脉象滑且跳动迅速	多因素有蕴热或恣食膏腴，致使脾伏火上蒸或心胃火盛，上迫廉泉，津液外溢所致
脾虚不敛型	口中流涎淋漓，纳呆食少，神怯面白，或腹胀时满，或便溏泄泻，舌淡苔薄，脉弱	因脾胃素虚或伤于饮冷，或虫积为患，耗伤脾胃，致脾气虚寒，气虚不能摄津所致

温馨提示

(1)睡前不吃东西：建议晚上刷完牙之后再用漱口水漱口1～2分钟，保证嘴里没有甜、咸等味道。

(2)维持口腔干燥：保持口腔干燥可以减少唾液分泌，可以尝试使用口腔干燥喷雾或口腔干燥剂等产品。避免喝太多水或其他饮料，以免刺激唾液分泌。

(3)保持头部姿势正确：头部姿势不正确可能会影响唾液的正常流动，建议保持头部直立姿势，避免低头或仰头过久。

嘴唇发紫

嘴唇青紫是指口唇出现青深紫色或青淡紫色。《金匮要略》中载有"唇口青"一症，并视之为危候，是内脏阴阳气血衰弱的外在表现，须特别注意。

嘴唇发紫的原因可能有以下几点：

(1)血液循环不佳所致，易患心脏病、贫血，有中风的倾向，在极度寒冷时，身体末端血液循环不良，嘴唇呈现青紫色。

(2)消化系统出现异常，食欲不佳、便秘、腹泻、腹胀，嘴唇会呈黑紫色。

(3)可能是慢性肾上腺皮质功能减退或消化道长息肉，亦有罹患梅毒之可能。这种情况下会出现黑色沉淀、深色斑。

(4)可能缺乏维生素C，或严重贫血，需就诊查看。

自我诊断

类型	症状	发病原因
痰浊阻肺型	口唇青紫，伴咳喘痰鸣，甚则张口抬肩，不能平卧，痰浊稠黄，或痰白清稀，脉滑且跳动迅速；舌苔黄腻或白滑厚腻	由于咳喘痰疾，肺气不得肃降，津聚生痰，痰浊蓄留于肺，肺气阻塞，百脉不得朝布，所以嘴唇青紫
脾阳虚弱型	口唇青紫，其症状为纳少便溏，食后腹胀，手足不温，舌淡苔白，脉沉弱	此病位在脾，脾之华在唇，脾阳不振，清阳不能上荣于唇，久之可见唇青紫

温馨提示

(1)及时就医：现代医学将其称为"紫绀"，在中医的角度来说嘴唇长期发紫是有一定的原因的，其跟我们的心脏有很大的关系，应当及时去医院检查。

(2)避免在寒冷环境中：非疾病性的嘴唇发紫，例如，由于长时间暴露在寒冷环境中，可能会导致氧气供应不足，引起嘴唇变紫。因此可以采取适当的保护措施，如戴口罩等。

(3)补充营养：嘴唇发紫可能与贫血有关，因此可以适当增加营养摄入，如多吃富含铁质的食物，保证身体正常的造血功能。

口腔溃疡

口腔溃疡，又称口疮，《黄帝内经》中叫"口糜""口疡"。根据其临床表现及病机的不同，又有"口疳""口舌生疮""口中疳疮""口破""口内糜腐"等说法，但习惯上一般称为"口中溃疡"。

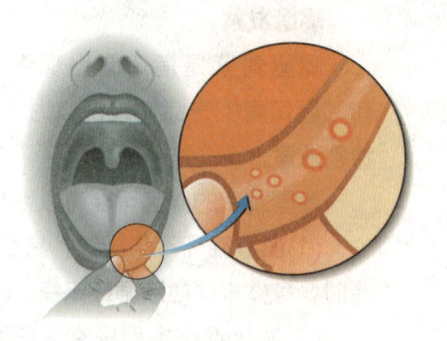

自我诊断

类型	症状	发病原因
阴虚火旺型	口疮反复发作，每因劳累或夜寐不佳而诱发，疮面黄白色，周围淡红，疼痛昼轻夜重，脉沉细且跳动有力	多因思虑劳倦，心阴暗耗，或热病后期，阴分受伤，阴虚则火旺，上炎于口，发生口疮
脾胃积热型	口、唇、舌及齿龈等多处生疮，周围红肿，甚者腮舌俱肿、疼痛，影响进食，尿黄赤，苔黄，脉速有力	多因饮食失节，嗜食辛辣醇酒，炙煿厚味，脾胃积热，脾开窍于口，脾胃之热上蒸于口，发生口疮

温馨提示

(1)保持早睡早起：起居有规律，不要熬夜，保持充足睡眠。

(2)保持锻炼：提高自身免疫力，可以口服B族维生素或维生素E来预防和治疗口腔溃疡。

(3)饮食方面要清淡：多吃一些蔬菜和水果，多喝水，每天保持足够的饮水量。

(4)减少口腔刺激：避免吃辛辣的食物，减少此类食物对口腔的刺激，以预防口腔溃疡。

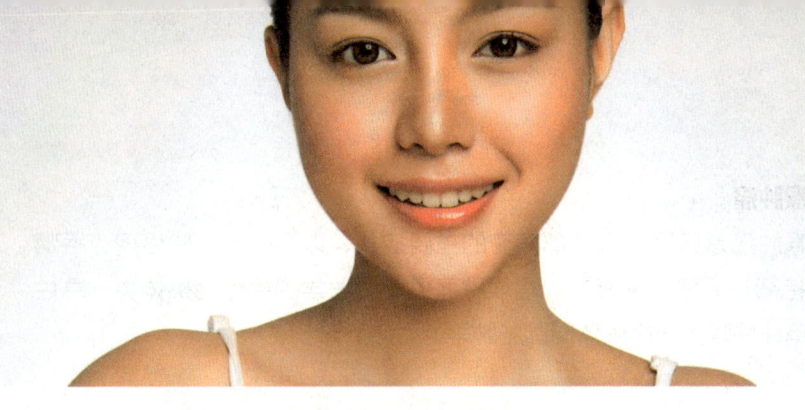

(5) 望齿与龈

望齿龈色泽、形态和润燥变化

望齿
牙齿松动：多是肾气虚弱。
磨牙：胃热或体内有寄生虫。
牙齿有洞腐臭：龋齿，多称为"虫牙"。
牙龈出血：体内有火，如胃火和肾虚火旺。

察龈
龈红而润泽为正常。
龈色淡白：血虚不荣。
红肿或兼出血：多属胃火上炎。
龈微红微肿：多属肾阴不足，虚火上炎。
龈色淡白，齿缝出血：脾虚不能摄血。

(6) 望咽喉

望咽喉颜色、形态

咽喉疾病的症状较多，这里仅介绍望诊可以判断的内容。

如咽喉红肿而痛，多属肺胃积热；红肿而溃烂，有黄白腐点，是热毒深极；若鲜红娇嫩，肿痛不甚者，是阴虚火旺。

如咽部两侧红肿突起如乳突，称乳蛾，是肺胃热盛，外感风邪凝结而成。如咽间有灰白色假膜，擦之不去，重擦出血，随即复生者，是白喉，因其有传染性，故又称"疫喉"。

咽喉肿痛

咽喉肿痛是口咽和喉咽部病变的主要症状,以咽喉部红肿疼痛、吞咽不适为特征,又称"喉痹"。咽喉肿痛见于西医学的急性扁桃体炎、急性咽炎、单纯性喉炎和扁桃体周围脓肿等。

自我诊断

类型	症状	发病原因
热毒壅闭型	咽喉肿胀、疼痛剧烈,说话、吞咽困难,颌下结核疼痛;伴有发热,头痛,脉跳迅速,苔黄,舌红	脾胃积热化火,上扰咽喉,蒸灼肌肤而致
肺胃热盛型	咽喉红肿,灼热疼痛,有咽喉堵塞感,且下结核疼痛,伴高热,舌红,苔黄,脉洪大且跳动迅速	多是嗜食辛辣上火食物,肺胃蕴热,循经上扰咽喉,气血瘀滞而致

温馨提示

(1)多喝水:水能润喉,咽喉肿痛者应该多喝。而且最好是喝温水,冷水很可能会刺激喉咙,使喉炎更严重。

(2)喝蜂蜜茶:将茶叶用小纱布袋装好,置于杯中,然后沸水冲泡,放温后加入适量蜂蜜,搅匀,每隔半小时,用此茶漱口并咽下,见效后连用三日。

(3)含服润喉糖:最好选用蜂蜜或水果口味的润喉糖,应避免薄荷味儿的。

(4)使用空气加湿器:天气干燥会使声带之间的黏液干掉而彼此粘连,从而导致喉炎。空气加湿器能够增加空气湿度,从而缓解喉炎症状。

(5)少说话:既然咽喉肿痛,就应该让声带好好休息,应该少说话,甚至连低声细语也应避免。如果是因为工作需要提高嗓门,那一定记得使用麦克风。

(6)戒烟酒:吸烟喝酒会使你的嗓子越发干燥,从而使喉炎更加严重,所以当咽喉肿痛的时候,应该暂戒烟酒。

从躯体、四肢看局部疾病

(1) 望躯体

躯体的望诊包括颈项、胸、腹、背、腰的望诊。

望颈项

颈项连接头部和躯干,其前部称为颈,后部称为项。颈项望诊,应注意外形和动态的变化。

外形

颈前颌下结核之处,有肿物和瘤,可随吞咽移动,皮色不变也不疼痛,缠绵难消,且不溃破,为颈瘿,俗称"大脖子"。

动态

如颈项软弱无力,谓之项软。后项强直,前俯及左右转动困难者,称为项强。如睡醒之后,项强不便,称为落枕。颈项强直、角弓反张,多为肝风内动。

望胸部

膈膜以上,锁骨以下的躯干谓之胸。望胸部要注意外形变化。正常人胸部外形两侧对称,呼吸时活动自如。

儿童胸廓异常向前、向外突出,导致畸形,此现象称为鸡胸,主要原因是先天发育不足或后天调养失宜,导致骨骼营养不足。若胸腔呈桶状,伴有咳喘等症状,形体消瘦,可能是风邪、痰热阻塞肺气所致。若肋骨部位出现硬块,相连如串珠,则为佝偻病,主要源于肾精不足,骨失所养,骨质脆弱,骨骼变形。

望腹部

膈膜以下,骨盆以上的躯干是腹部。腹部望诊主要诊察腹部形态变化。

如腹部皮肤紧绷,膨胀如鼓,此现象称为膨胀。其中,站立和卧位时腹部均明显凸起,按压无坚实感的称为气臌。若站立时腹部膨胀,卧位则平坦并流向身体一侧,为水臌。

患者腹部凹陷如舟，称为腹凹，常见于久病之人，源于脾胃元气大损，或新病导致的阴津耗竭。婴幼儿脐部有包块突出，皮肤光亮者，称为脐突，亦称脐疝。

望背部

自颈部以下至腰部以上，即背部。望背部主要观察其形态变化。

当脊骨出现后突，使背部明显凸起时，这种现象被称为充背。充背的形成，往往与年幼时期营养摄入不足，或后天骨骼发育不良有关。

在病理状态下，若患者头部与背部呈现僵硬状态，腰部明显前曲，整个背部呈反向弓状，这种病症称为角弓反张。角弓反张是破伤风或痉挛性疾病的典型症状之一。

另外，生于脊背部位的痈、疽、疮、毒等皮肤病变，统称为发背，大多是火毒内蕴、热邪凝结于肌肤所致。

望腰部

腰部，即肋骨以下、胯部以上的躯干后部。望腰部主要观察其形态变化。

若腰部疼痛、转侧受限，称为腰部拘急，可能是寒湿外侵、经气不畅、外伤闪挫或血脉凝滞等原因。腰部皮肤上出现带状水疱，如珠子般累累相连，称为缠腰火丹。

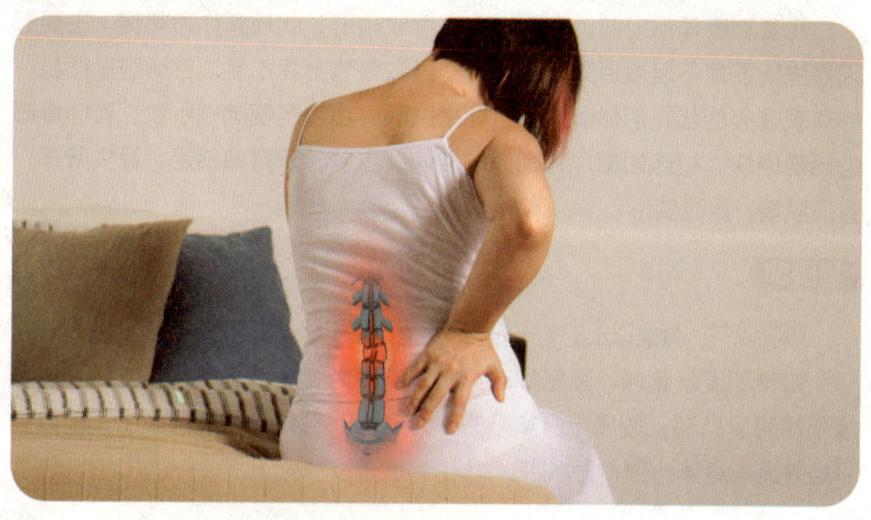

(2) 望四肢

四肢，是两下肢和两上肢的总称。望四肢主要是诊察手足、掌腕、指趾等部位的形态色泽变化。

望手足

手足拘挛，关节不利，多是寒邪滞留经脉所致。挛缩而不屈者，筋脉紧缩；伸而不屈的，是关节僵直。手足抽搐常见于热邪炽盛，肝风内动的痉病；双手舞动，双足踢跳，为内热亢盛，心神受扰。手足颤抖不定，源于气血双虚，肝筋失养，虚风内动。

四肢肌肉萎缩，多因脾气虚弱，营血不足，四肢失养。半身不遂则为瘫痪病症。足部痿软不能行走，称为下痿证。胫部或跗部按压后留有痕迹，均为水肿之征。足膝肿大而股胫瘦削，是鹤膝风。

望指趾

手指拘挛，难以伸直，是"鸡爪风"。指趾关节肿大、变形，活动受限，难以屈伸，多源于风湿、肝肾亏损。足趾皮肤呈紫黑色，溃烂流水，肉色暗淡，气味恶臭，疼痛剧烈，为脱疽。

皮肤也反映五脏和气血

(1) 望皮肤的色泽及形态

上文提到的五色诊，亦适用于皮肤望诊。

色泽

发红

皮肤突然发红，好像擦了红色染料，被称为"丹毒"。它可能出现在身体的任何部位，初期呈现鲜红色，且往往游移不定。严重者，甚至可能遍布全身。若发生于头部和面部，称为"抱头火丹"；若发生于躯干，称为"丹毒"；若发生于胫踝部位，则称为"流火"。这些病症因其发生部位、色泽和原因的不同，而有多种名称。

发黄

皮肤、脸、眼睛、爪甲发黄，是黄疸病。分阳黄、阴黄两大类。阳黄，黄色鲜明如橘子色，多是脾胃或肝胆湿热所致。阴黄，黄色晦暗如烟熏，多因脾胃为寒湿所困。

形态

肌肤浮肿，按压后留下痕迹，多为水湿过剩。肌肤干燥枯竭，多为津液耗损或精血亏损。肌肤干燥粗糙，状似鳞甲，称为"肌肤甲错"，多因瘀血阻滞，肌肤失去滋养而产生。

痘疮

皮肤上起疱，其形状类似豆粒，因而得名，包括天花和水痘等疾病。

白痦与水疱

白痦和水疱均是高出皮肤的疱疹，疱内充满水液。其中，白痦表现为细小的丘疱疹，而水疱则涵盖大小不一的各类疱疹。

牛皮癣

牛皮癣多发于颈项部，无潮红、水疱、湿润、糜烂等，日久皮肤粗糙、肥厚，往往伴色素沉着。

斑疹

斑和疹都是皮肤上的病变，是疾病过程中的一个症状。斑色红，点大成片，平摊于皮肤下，摸不应手。由于病机不同，而有阳斑与阴斑之别。疹形如粟粒，色红而高起，摸之碍手，由于病因不同可分为麻疹、风疹等等。

皮炎

皮损常限于接触部位，皮损的形状与接触物相似，皮疹为水肿、水疱，边界清楚，有明显的接触史，去除病因则很快痊愈。

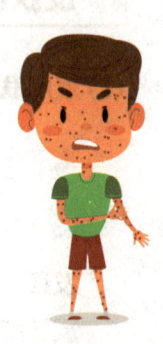

03 舌诊

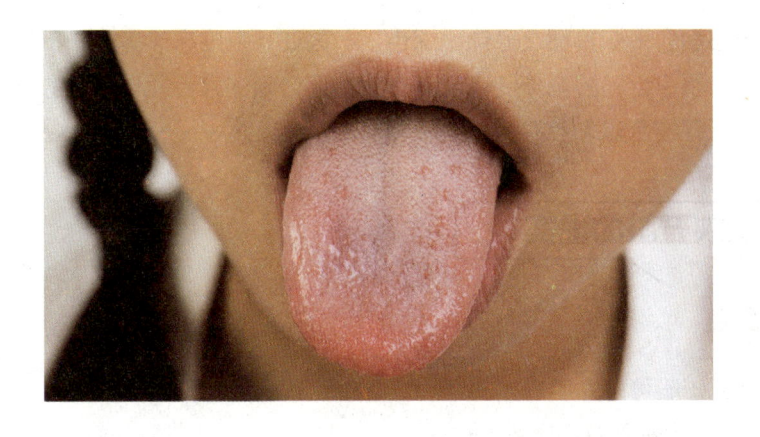

望舌是通过观察舌象进行诊断的一种望诊方法。舌象是由舌质和舌苔两部分的色泽形态所构成的形象。望舌主要是望舌质和望舌苔。

正常舌象，又称为"淡红舌、薄白苔"。舌体柔韧，活动自如，色泽淡红且鲜明；形态适中，无异常特征；舌苔薄白，光泽滋润，均匀覆盖于舌面，擦拭不去，与舌体紧密相连，干燥与湿润程度适中，不黏不腻。综合上述舌质和舌苔的情况，就是正常舌象。

舌头与心脏的关系

舌头是人体重要的器官之一，能辨五味，又是发音的重要器官，与心脏有密切关系。中医认为"舌为心之苗"，心脏的病变，常可从舌头上反映出来。

中医望诊，从舌质的色泽可以看出气血的运行，并判断心脏的生理功能。心脏的功能正常，则舌体红润，柔软灵敏，语言流利；心脏的阳气不足，则舌质淡白胖嫩；心脏阴血不足，则舌质红绛瘦瘪；心火上炎，则舌尖红，甚至糜烂；心血瘀阻，则舌质紫暗或有瘀斑；心神失常，则舌体强硬、语言有障碍等。

《医门棒喝·伤寒论本旨》中说："观舌本，可验其阴阳虚实；审苔垢，即知其邪之寒热浅深也。"因此，在临床诊病时，不仅要分别详审舌质、舌苔的基本变化及其主病，还必须注意舌质与舌苔的相互关系，将二者结合起来考察病情。

舌质反映五脏的虚实

(1) 舌质的颜色

舌质的颜色一般可分为淡白、淡红、红、绛、紫、青几种。除淡红色为正常舌色外，其余都是主病之色。

淡白舌

舌色淡红，舌浅淡，甚至全无血色，称为淡白舌。淡白舌是由于阳虚使血液运行之力减弱，无法充分营运于舌中，因而舌色呈现浅淡之白。因此，此类舌象主要是虚寒或气血双亏。

红舌

舌质呈现鲜红色，较淡红舌更深，称为红舌。红舌是由于热盛导致气血涌动，舌体脉络充盈，因而舌色鲜红，主热证。

绛舌

绛为深红色，较红舌颜色更深浓之舌，称为绛舌。主病有外感与内伤之分。外感病为热入营血。内伤杂病为阴虚火旺。

紫舌

紫舌主要由于血液运行不畅，气血瘀滞。在热盛伤津的情况下，紫舌多呈现为绛紫且干燥少津；而寒凝血瘀或阳虚生寒，则会导致舌质淡紫或青紫且湿润。

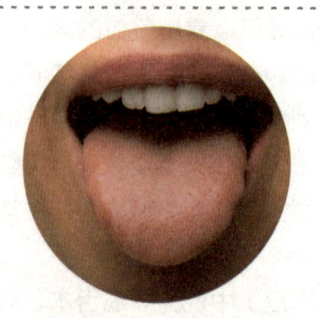

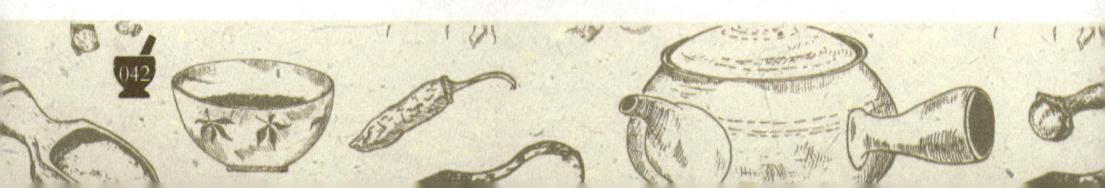

(2) 有问题的舌质

① 裂纹舌

舌面见多少不等、深浅不一、形状各异的裂纹，即为裂纹舌。

舌质暗红有裂纹，多因为体内热盛，通常还伴有口臭口苦，咽喉痛；如果舌质颜色淡而有裂纹者，多属气阴不足，会伴有口干咽燥，心悸气短。

② 齿痕舌

舌体的边缘见牙齿的痕迹，即为齿痕舌。

舌体肥大，进而出现齿痕，是脾虚湿盛；舌淡白湿润而有齿印，是寒湿内盛；舌质淡红并伴有齿痕，多属于脾虚或气虚。

③ 胖大舌

舌体虚浮胖大，或边有齿痕，色淡而嫩，即为胖大舌。

常伴有面白形寒，少气懒言，倦怠食少，腹满便溏，脉虚缓或迟弱，是脾虚引起的。

伴有小便少，水肿，四肢厥冷，面色晦暗或㿠白，脉沉迟或沉细，则为肾虚。

舌苔可察病症深浅

舌苔颜色与病邪性质有关，观察苔色可以了解疾病的性质。一般有燥裂白苔、黄腻苔、灰苔、黑苔几种。

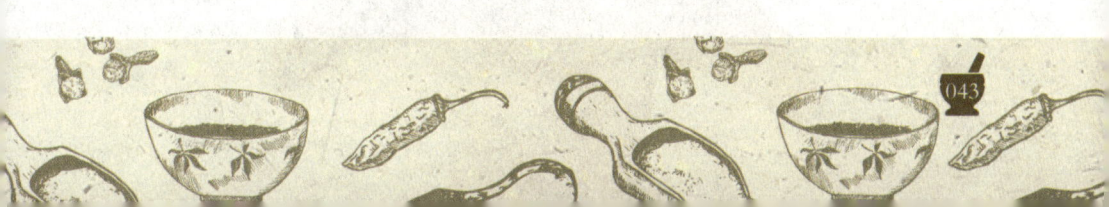

（1）燥裂白苔

苔白燥裂如砂石，扪之粗糙，称糙裂苔，皆因湿病化热迅速，临床多见于外感热病和急性传染性疾病，或误服温补之药所致。

（2）黄腻苔

舌苔色黄而黏腻，颗粒紧密胶黏，称为黄腻苔。色泽淡黄，病轻；色泽深黄，病重。

外感病症中，舌苔由白转黄，说明表邪入里化热。若舌苔薄且淡黄，则为外感风热表证或风寒化热之征。若舌体淡胖嫩，舌苔黄滑润，多是阳虚水湿不化之象。

（3）灰苔

舌苔色灰中带黑，称舌苔灰黑。常由白苔晦暗转化而来，也可与黄腻苔并见。苔色灰暗且干燥，多源于热邪亢盛损伤津液，常见于外感热病或阴虚火旺；苔色灰暗而湿润，表明痰停滞体内或寒湿内阻。

（4）黑苔

舌苔较灰苔色深，多由灰苔或黄腻苔发展而来。

苔色越深，病情越重。若苔色黑且干燥开裂，甚至出现芒刺，则为热邪亢盛，津液枯竭；苔色黑且干燥，出现在舌体中部，可能是肠道干燥、大便燥结或胃部病症严重的表现；出现在舌根部，表示下焦热邪炽盛；若在舌尖，可能是心火亢盛。

苔色黑且滑润，舌质淡白，为阴寒内盛，水液代谢失常；苔色黑且黏腻，为痰湿内阻。

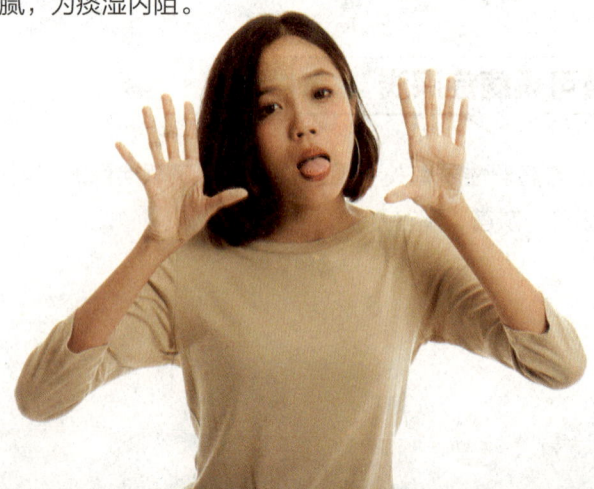

痰涎反映脾肺情况

痰涎是机体水液代谢障碍的病理产物，其形成主要与脾肺两脏功能失常关系密切，故古人说："脾为生痰之源，肺为贮痰之器。"

辨寒热燥湿

痰黄稠厚，能成块，是热痰。

痰色白而质地清稀，或伴有灰黑点，属寒痰。

痰白滑而量多，易咯出者，属湿痰。

痰量少而质地黏稠，难以咳出，称为燥痰，是燥邪伤及肺脏所致。

辨五脏病变

痰清稀多泡沫，属湿或脾、肾虚。

痰中带血，属燥热或阴虚。

痰粉红色如泡沫样，少气喘息，属心肺俱虚。

流涎

口中经常流稀涎，多为脾胃阳虚；若常流黏涎，多属脾湿蕴热。

大小便观肠胃寒热

(1) 望大便

主要是察大便的颜色及便质、便量。

大便干燥成结如羊屎，且难以排出，或多日不排便，为阴血亏虚。若大便黏稠且伴有脓血，同时伴有腹痛，为痢疾。大便呈黑色如柏油状，表明上消化道出血。儿童大便呈绿色，多为消化不良。

---

04 望排出物察五脏六腑

大便下血，有两种情况，如果是先血后便，血色鲜红的，多见于痔疮出血；如果是先便后血，血色褐黯的，多见于胃肠病。

简单区分大便情况

类型	颜色	形态
正常大便	色黄	呈条状，干湿适中，便后舒适
寒泻	色黄	大便清稀，完谷不化，如鸭溏
热泻	色黄	大便稀清如糜，有恶臭

(2)望小便

望小便要注意颜色和尿质的变化。

尿液浑浊如膏脂或伴有滑腻物质，多为膏淋；尿液中出现砂石，伴有排尿困难与疼痛，为石淋；尿液中带血，多源于下焦热盛，热伤血络；若尿血伴有排尿困难且感到灼热刺痛，则为血淋。尿液浑浊如米泔水，且患者身体逐渐消瘦，多为脾肾虚损所致。

简单区分小便情况

类型	症状
正常小便	淡黄，清净不浊，尿后有舒适感
寒证	清长量多，伴有形寒肢冷
热证	短赤量少，尿量灼热疼痛

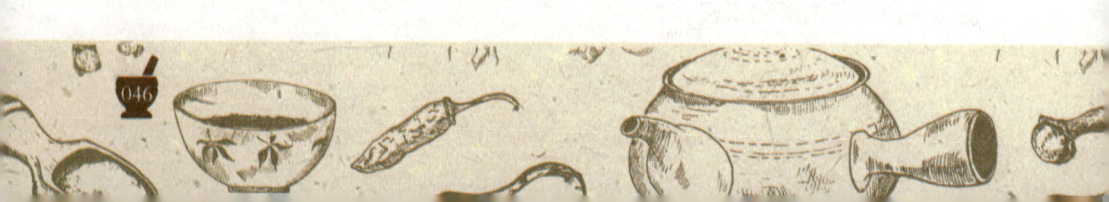

呕吐物看脾胃病症

胃内物质逆行自口腔排出,即为呕吐物。若胃气上逆,导致胃内之物随之反出口腔,从而形成呕吐。由于致呕的原因不同,呕吐物的性状及伴随症状亦因之而异。

原因性质	呕吐物情况
寒呕	清稀无臭
热呕	酸臭秽浊
痰饮内阻于胃	痰涎清水,量多
食积	呕吐未消化的食物,腐酸味臭
肝气犯胃	频发频止,呕吐不化食物而少有酸腐
肝胆郁热,肝胆湿热	黄绿苦水
胃有积热,瘀血	呕吐鲜血或紫暗有块,夹杂食物残渣

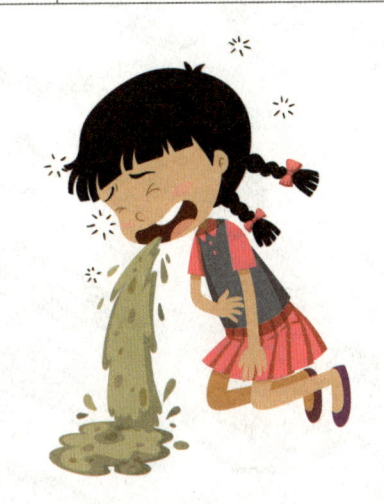

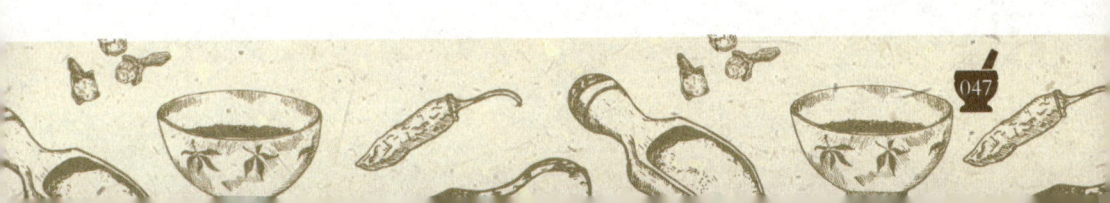

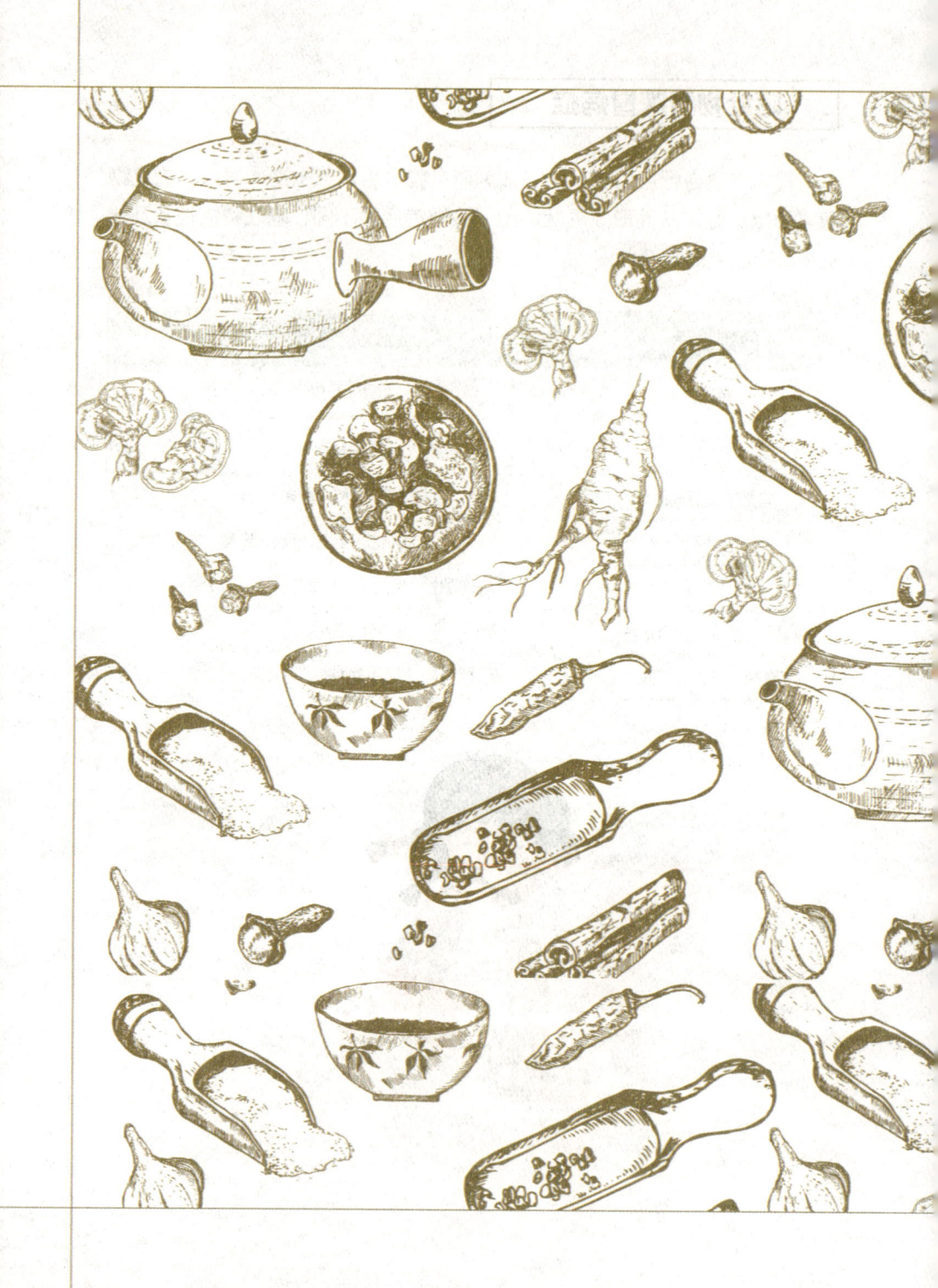

PART 3 闻而知之谓之圣

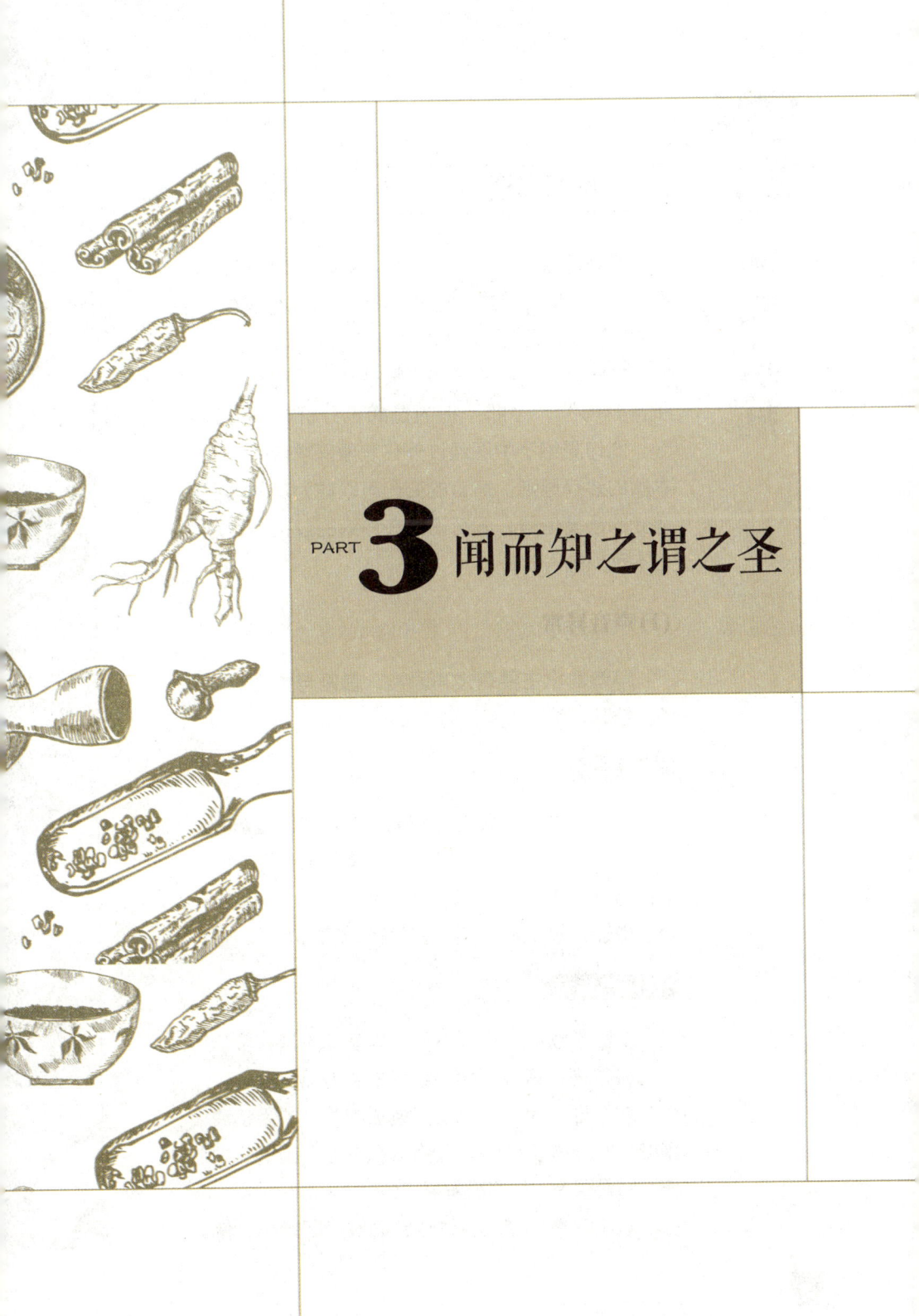

01 听声辨病

声音和语言

诊断病情时,可以通过对患者声音气息的观察,包括高低、强弱、清浊、缓急等变化和咳嗽、呕吐、呃逆、嗳气等异常声响,来分辨病情。

中医传统诊断思维可以概括为"闻得其阳,断得其内","断"指的是病机分析与辨证论治。此句凝练了中医通过外在表象探求内在病理本质的诊疗原则。声音的变化可以成为其他器官病变的预警信号,闻音识病在诊病的过程中也是必不可少的一部分。

(1) 声音异常

声音异常主要有发声异常、音哑与失音、呻吟、惊呼、喷嚏、呵欠。

发声异常

通常来讲,若患者语声高亢、洪亮,言辞繁多且情绪躁动,此类状况多属于实证和热证;若语声低微、无力、细弱,言辞稀少,此类状况多见于虚证、寒证或病邪已去而正气受伤。

音哑与失音

发音不畅称音哑,发不出声音称失音。临床发病往往先见音哑,病情继续发展则见失音,新病多属实证,因外感风寒或风热袭肺,或因痰浊壅肺,导致嗓音沙哑。久病多属虚证,因精气内伤,肺肾阴虚,从音哑发展成失音。

暴怒呼喊、持续宣讲也会导致气阴耗伤,使

嗓音沙哑；妊娠失音，中医称子喑，是一种正常生理现象，产后自愈，无需治疗。

失音与失语也有区别。失音是神志清楚而声音发不出来，即语而无声；失语是神志昏迷，不能言语，多见于中风或脑外伤后遗症。

呻吟

呻吟指病痛难忍所发出声音。呻吟声高亢有力提示实证、剧痛；呻吟声低微无力提示久病、虚证。

惊呼

由于出乎意料的刺激而突然发出惊叫声，称惊呼。多骤发剧痛或惊恐。成人的惊呼提示剧痛、惊恐、精神失常等；小儿阵发惊呼，声尖惊恐，多是惊风、腹痛、食积、虫积等所致。

喷嚏

喷嚏是指肺气上逆于鼻而产生的声响。偶尔发生喷嚏并不表示异常；若新病时喷嚏频繁，并伴有恶寒发热、流涕等症状，则可能是外感风寒、风热；而对于阳虚久病之人，喷嚏的出现意味着阳气恢复，病情趋于好转。

呵欠

呵欠，即张口深呼吸并伴有微弱声响的动作。频繁呵欠，可能是阴盛阳衰、体质虚弱的征兆。

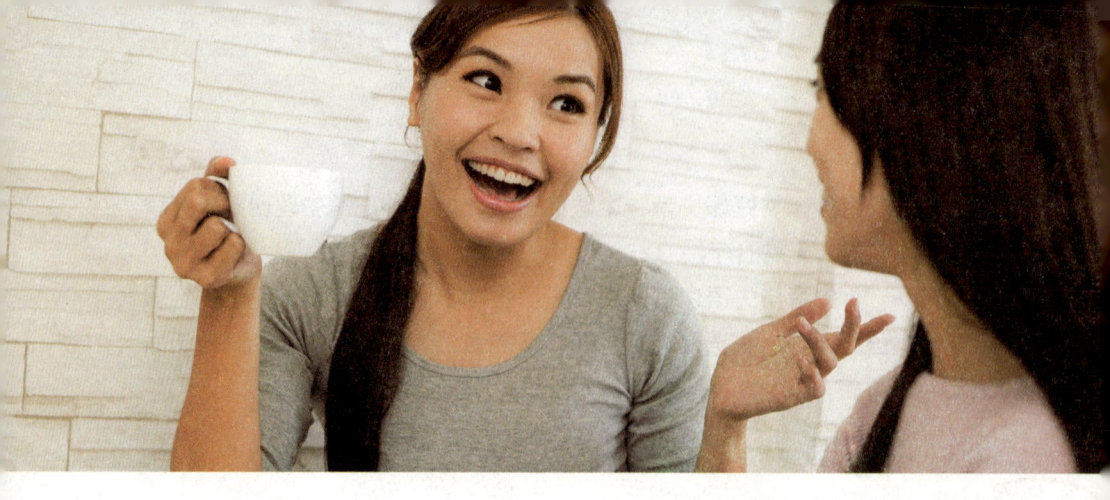

(2) 语言异常

语言异常通常有以下几种情况：狂言、癫语、独语、错语、谵语、郑声、言謇、呓语。

狂言与癫语

狂言和癫语都是患者神志错乱、意识思维障碍所出现的语无伦次的现象。

狂言表现为喜怒无常、胡言乱语、喧扰妄动、烦躁不安等，俗称"武痴""发疯"。多是痰火扰心、肝胆郁火所致。

癫语表现为语无伦次、自言自语、默默不语、哭笑无常、精神恍惚、不欲见人，俗称"文痴"，多是痰浊郁闭或心脾两虚引起。

独语与错语

独语和错语，主要是在神志清醒，但思维迟钝、精神错乱时发出的胡言乱语。

独语主要是自言自语、喃喃不休、见人语止、首尾不相连续的症状。多是心气不足，神失所养或痰气郁结、阻塞心窍所引起的病症。

错语主要是语言错乱，语后自知言错，又称为"语言颠倒"。多是肝郁气滞、痰浊内阻、心脾两虚所引起的病症。

谵语与郑声

谵语与郑声均是病人在神志昏迷或蒙胧时出现的语言异常，也就是俗称的"说胡话"，是病情垂危的表现。

谵语是指神志不清、语无伦次、声高而有力的症状，多为实热或痰热扰乱心神所导致。

郑声是指神志不清、语言重复、时断时续、语声低弱模糊的症状，通常是心气大伤、精神涣散所导致的。

言謇

言謇是指神志清楚、思维正常，但吐字不清的情况。非病症的言謇俗称"结巴"，病变的言謇，主要见于风痰阻络的中风先兆或中风后遗症的病人。

呓语

呓语是指睡梦中说话吐字不清，意思不明，俗称"说梦话"。可见于实证和虚证，实证通常是心火胆热、胃气不和所导致，而虚呓是由于心气不足，神不守舍所导致。

呼吸异常和咳嗽

(1) 呼吸异常

呼吸异常指诊察病人呼吸速度的快慢、是否均匀通畅，以及气息的强弱粗细、呼吸音的清浊等情况。

呼吸异常与咳嗽是肺病常见的症状。肺主呼吸，肺功能正常则呼吸均匀，不出现咳嗽、咯痰等症状。当外邪侵袭或其他脏腑病变影响于肺时，就会使肺气不利而出现呼吸异常和咳嗽。

异常的呼吸音，主要有喘、哮、短气、少气几个方面。

喘

喘又称"气喘"，是指呼吸急促困难，甚至张口抬肩，鼻翼煽动，端坐呼吸，不能平卧的现象。多见于急慢性肺病。

喘在临床辨证时，要区分虚实。

实喘：发病急骤，呼吸困难，声高息涌气粗，唯以呼出为快，甚则仰首目突，脉数有力，多是外邪袭肺或痰浊阻肺所致。

虚喘：发病缓慢，呼吸短促，似不相接续，活动后喘促更甚，气怯声低，形体虚弱，倦怠乏力，脉微弱，多是肺之气阴两虚，或肾不纳气所致。

哮

哮指呼吸急促，喉间有哮鸣音的症状。反复发作，不易痊愈。往往在季节转换、气候变动异常时复发。

哮证要注意区别寒热。

寒哮，又称"冷哮"，多在冬春季节遇冷而作。因阳虚痰饮内停，或寒饮阻肺引起。

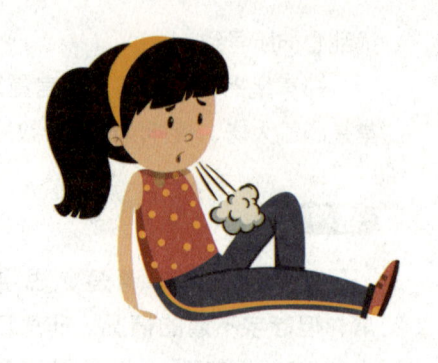

热哮，多发于气候燥热的夏秋季节，是阴虚火旺或热痰阻肺所致。

喘主要以气息急迫，呼吸困难为主，而哮是以喉间哮鸣音为临床特征，哮发病时通常会伴随着呼吸困难，所以哮必兼喘。由于哮在发作的时候常伴有喘，所以通常称为哮喘。

短气

短气是以呼吸短促，不相接续为特点，其症似虚喘而不抬肩，似呻吟而不无痛楚。多是肺气不足所致。此外，若胸中停饮也可见短气，为水饮阻滞胸中气机，肺气不利而致。

少气

少气是以呼吸微弱、语声低微无力为特点。患者多伴有倦怠懒言，面色不华，于谈话时自觉气不足以言，常深吸一口气后再继续说话，为全身阳气不足之象。

（2）咳嗽

咳嗽是指外感或内伤等因素，导致肺失宣肃，肺气上逆，冲击气道，发出咳声或伴咯痰为临床特征的一种病症。历代将有声无痰称为咳，有痰无声称为嗽，有痰有声谓之咳嗽。临床上多为痰声并见，很难截然分开，因此一并称作咳嗽。

咳嗽频急，声音重浊，多为外感风寒或湿痰咳嗽。

咳嗽频，声音清亮，多为外感风热或痰火咳嗽。

咳嗽时作，声音清脆短促，为外感风燥或燥热咳嗽。

呕吐、嗳气和呃逆

呕吐、嗳气与呃逆均属胃气上逆所致，因病邪影响的部位不同，而见呕吐、嗳气与呃逆等不同表现。

呕吐

呕吐指饮食物、痰涎从胃中上涌，由口吐出的症状。有物无声为吐，有声无物为呕，有物有声方为"呕吐"。临床统称为呕吐。

呕吐的病位是在胃，病机为胃气上逆。根据呕吐的强弱、吐势的缓急及呕吐物等，可判断病证的寒热虚实。

虚寒证：吐势徐缓、声音微弱、吐出物质清稀，病因多为脾胃阳虚、脾失健运、胃失和降、胃气上逆。

实热证：吐势较猛、声音壮厉，伴有黏痰黄水或酸腐苦水，主要由热伤胃津、胃失濡养引发。

嗳气

俗称"打饱嗝"，是气从胃中上逆出咽喉时发出的声音。饱食之后，偶有嗳气不属病态。我们根据嗳气声音和气味的不同，可以判断嗳气的虚实寒热。

类型	表现	原因
实证	酸腐，兼脘腹胀满	宿食积滞
	随情志而增减、声音大、频繁	肝气犯胃
	频作、无酸腐气味、兼脘痛	寒邪客胃
虚证	低沉断续、无酸腐气味，兼见纳呆少食	胃虚气逆
	频作、脘腹冷痛	胃阳亏虚

呃逆

俗称"打咯忒""打嗝"，指胃气上逆，从咽喉发出的一种不自主的冲击声，声短气频，呃呃作响。呃逆的病位为胃，病机为胃气上逆。

在生活中突然呃逆，呃声不高不低，在刚进食后，或遇风寒，或进食过快均可见，往往是暂时的，大多能自愈。可以通过打喷嚏或者是屏住呼吸等方法来缓解。

肠鸣

肠鸣是气体或液体通过肠道而产生的一种气过水声或沸泡音，通常每分钟4~5次，听起来像是咕咕声、叮叮声或沙沙声。这些声音在不同人身上可能会有所差异，但一般是正常的生理现象，表明肠道功能正常。

然而，肠鸣也可以是某些疾病或病理情况的表现。例如，胃肠道感染、肠梗阻、肠道痉挛等都可能导致肠鸣增多或变得异常响亮。此外，饥饿、快速进食、过度饮酒等也可能引起肠鸣加剧。

鼻鼾需重视，可能是生病了

鼻鼾是指气道不利时发出的异常呼吸声。

正常鼾声均匀，且随着人睡眠体位的改变而改变。

若鼾声不绝，昏睡不醒，多见于高热神昏或中风入脏之危证。病理性的打鼾，不仅鼾声响亮，且在打鼾的过程中，时常出现呼吸暂停的现象，持续时间可达十余秒乃至数十秒，随后伴随着一声显著的鼾声再度恢复。

事实上，这代表患者处于频繁窒息的状态，属于睡眠呼吸暂停综合征的"高危阶段"。一旦出现此类状况，应立即就医。一个简易的判断方法是，当身旁的人打呼声突然中断，类似昏厥，断断续续，就说明是发生了呼吸暂停。更为严重的是，有些人会在睡眠中因呼吸受阻而憋醒，请务必引起高度重视，并及时求医。

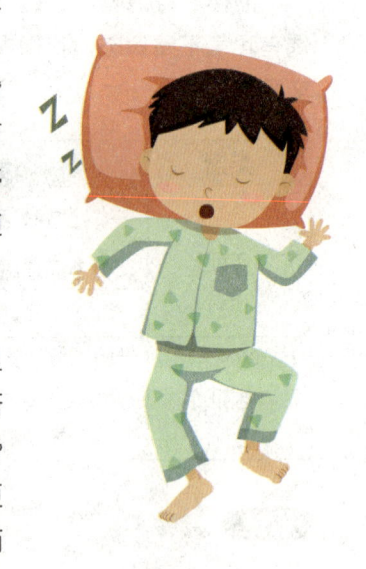

嗅口中气味

(1) 口臭

可能是胃热、有龋齿、口腔不洁，也有可能是咽喉、口腔溃疡等炎症所致。

(2) 口气酸臭

多因宿食不化，食积在胃。

(3) 口气腥臭

口气腥臭，并咳吐脓血，多半是肺痈。由于热毒瘀结于肺，以致肺叶生疮，血败肉腐，形成脓疡，多伴有发热、咳嗽、胸痛等症状。

(4) 呼出气体有烂苹果味

烂苹果味是糖尿病酮症酸中毒的典型症状之一。糖尿病病人病情恶化时，大量脂肪在肝脏内氧化生成酮体，进而扩散至血液，导致呼出的气体中含有丙酮，从而使患者呼出气体有烂苹果味。

(5) 呼出特殊肝臭味

急性肝炎或因其他疾病导致肝功能严重损伤的病人，往往会呼出一种特殊的气味，俗称肝臭。这种气味源于甲基硫醇和二甲基二硫化物在体内无法被肝脏代谢，从而产生特殊气味。肝臭的出现表明肝脏功能遭受严重破坏，是肝脏病情严重的表现。

02 身体有异味，是疾病在作祟

(6) 呼出大蒜味

呼出的气体和呕吐物散发出刺激性的大蒜气味，基本是有机磷农药中毒。

嗅病室气味

(1) 身上带有鱼腥臭味

鱼腥臭味的物质是三甲基胺。身上带有鱼腥臭味是一种先天性隐性遗传疾病。由于患者体内肝脏缺乏三甲基胺氧化酶，导致三甲基胺在体内无法被肝脏代谢，从而大量积累。然后通过排泄的汗液、尿液及呼出气体排出，因此闻起来有鱼腥味。

(2) 身上带有枫糖味

枫糖味，亦称烧焦糖味，常见为枫糖尿症患者身上散发，属于常染色体隐性遗传性疾病。其危害在于对脑细胞具有毒性，严重会损伤脑组织，从而导致患者智力减退。

(3) 身上带有烂白菜味

体内酪氨酸转化酶缺失，使得酪氨酸代谢受阻并在血液中积聚，身体便会产生一种类似腐烂白菜的特殊气味。患者通常生长发育迟缓，且易于并发佝偻病、肝脏功能不全以及低血糖症，容易低血糖晕厥或抽搐。

(4) 身上带有猫尿味

身体出现猫尿气味，通常是高甘氨酸血症所致，这是一种氨基酸代谢异常疾病。患者主要表现为智力低下、骨质疏松、血液中白细胞和血小板数量减少，因此易发生感染和出血。

(5) 身上带有脚汗味

脚汗味，又称汗足臭综合征，其主要临床特征为独特的脚汗气味，伴有智力低下和共济失调等症状。患者的呕吐物、呼吸、尿液、皮肤、血液皆散发出类似乳酪或汗足的强烈异味。

(6) 身上带有狐臭

常见于腋窝、外阴、口角等排泄汗液的部位。由于腋窝的皮脂腺分泌的皮脂经细菌的作用，散发出特殊的狐臭味，和狐狸肛门排出的气味相似，所以常称为狐臭。在青壮年时期，皮脂腺分泌旺盛，狐臭味也尤其浓重。

嗅排泄物气味

痰、涕、大小便、月经、白带等气味酸腐秽臭，多半是湿热。

痰、涕如果秽臭而黄稠，是肺中有热，多半是肺部或支气管的炎症所致。

排泄物气味带有腥臭味，多属虚寒或寒湿证。

大便酸臭是肠胃有热；小便臊臭混浊、白带色黄而臭，为湿热下注；白带味腥而清稀，为寒湿下注；大便有腥气而溏稀，为大肠虚寒。

汗有腥膻气，为风湿热久蕴于皮肤，而津液蒸变所致。

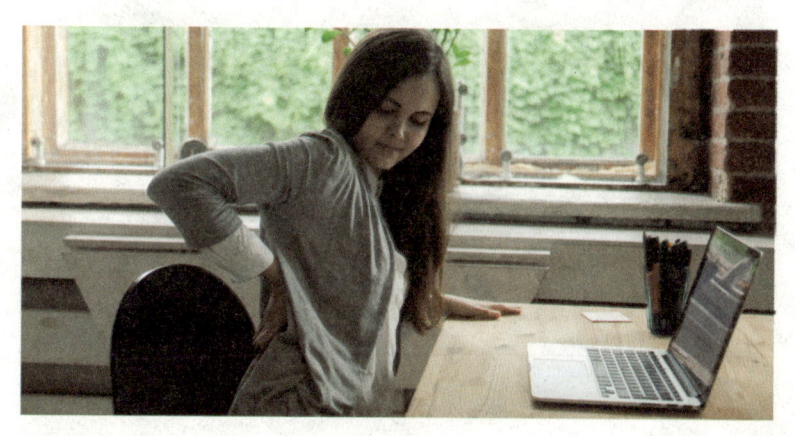

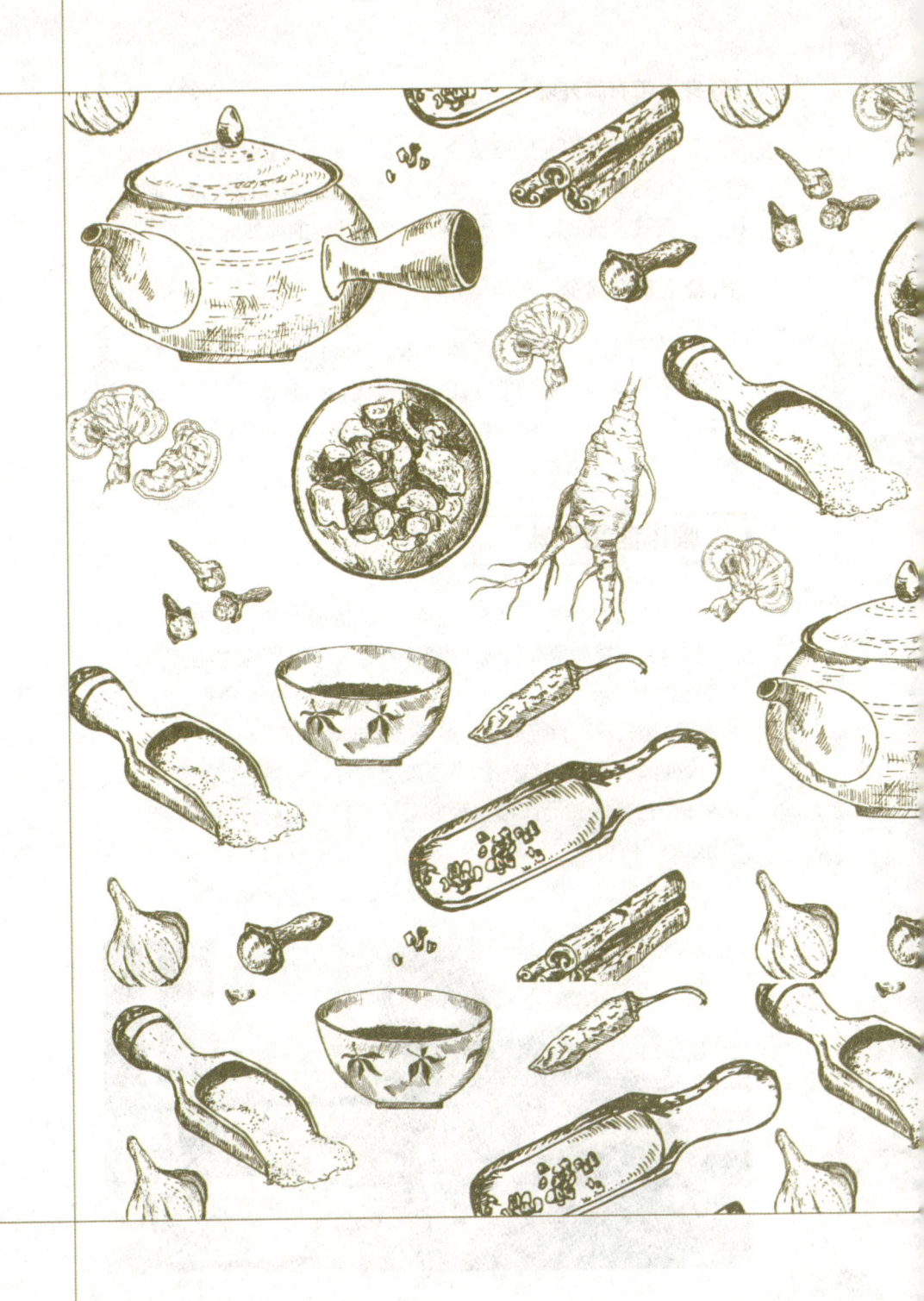

PART 4 问而知之谓之工

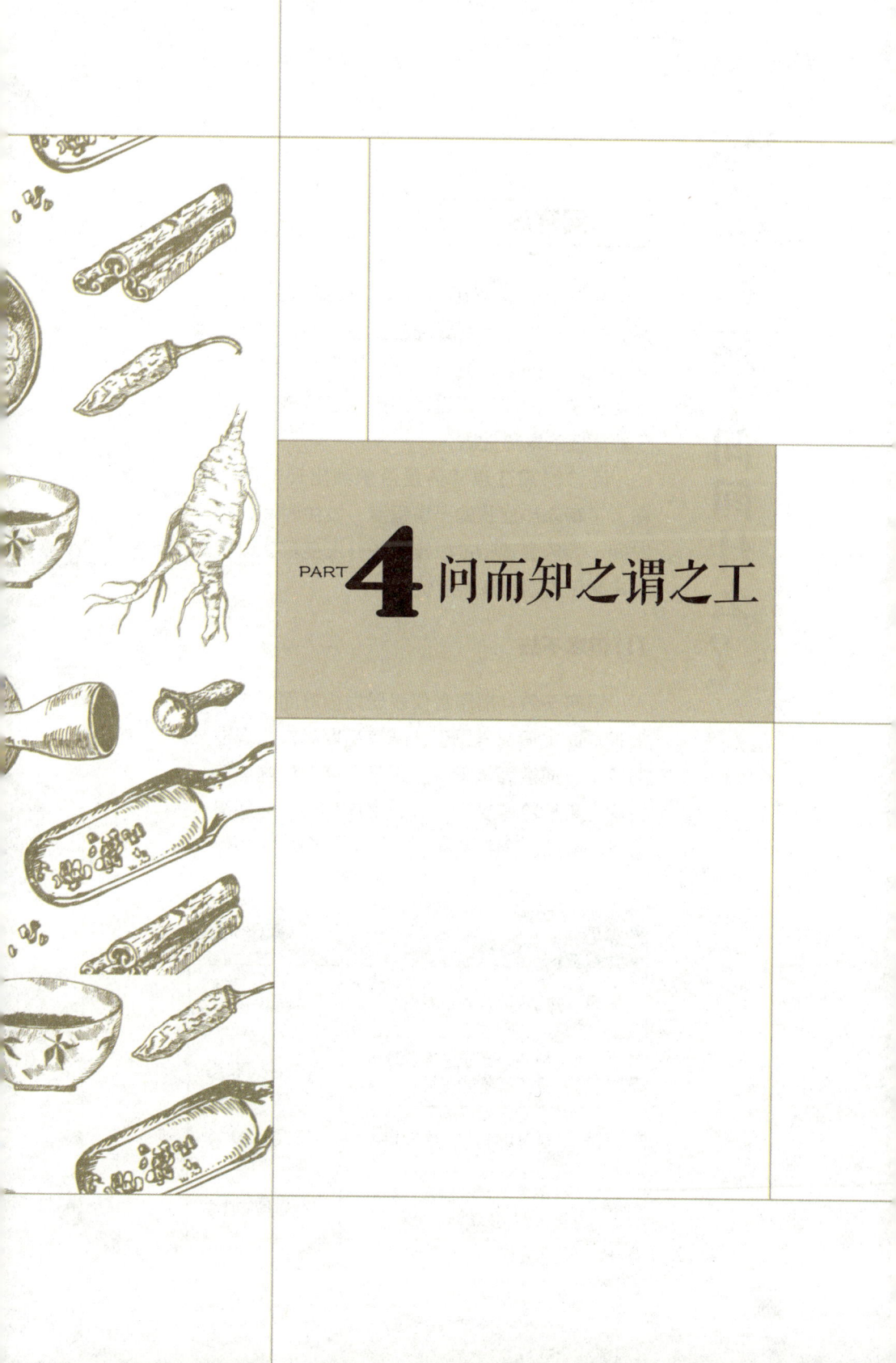

01 诊病十问问什么？

问寒热

问寒热是了解患者身体冷暖状况的重要途径。若患者体温上升或局部出现热感，即便整体体温正常，亦称为发热。寒热的生成与病邪性质密切相关。因此，通过询问患者寒热感觉，可以了解病变的寒热性质。

问诊时需注意寒热是否单独出现或同时存在，了解寒热症状的严重程度、发生时间、持续时间、临床表现特征以及相关并发症等。以下是临床常见的四种寒热症状：

(1) 但寒不热

但寒不热，指患者仅表现为怕冷而无发热的症状。此类情况常见于外感病初期尚未出现发热的阶段，或寒邪侵犯脏腑经络，或内伤虚证等。根据患者怕冷感受的差异，临床将其分为恶风、恶寒、寒战、畏寒四种情况。

类型	症状	原因
恶风	怕吹风，战栗发抖	外感风邪
恶寒	怕冷，穿衣盖被、靠近火源都不能缓解	外感风寒
寒战	恶寒的同时战栗发抖	外感风寒
畏寒	怕冷，穿衣盖被、靠近火源可以缓解	寒邪过盛伤阳气

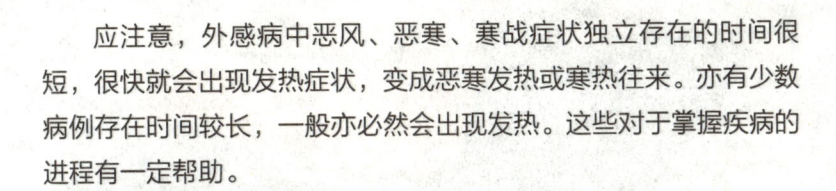

应注意，外感病中恶风、恶寒、寒战症状独立存在的时间很短，很快就会出现发热症状，变成恶寒发热或寒热往来。亦有少数病例存在时间较长，一般亦必然会出现发热。这些对于掌握疾病的进程有一定帮助。

(2) 但热不寒

但热不寒，是指患者仅感到发热而无寒意。根据热势的轻重、持续时间及变化规律的差异，临床上将其分为壮热、潮热、微热及气虚发热。

类型		症状
壮热		发高热，体温超过39℃
潮热	阳明潮热	热势较高，热退不尽，多在白天热势加剧
	湿温潮热	患者自己感觉热，但肌肤一开始摸起来不热，过一会则感觉灼手
	阴虚潮热	午后或夜间发热加重，热势较低，往往仅能自我感觉，体温并不高，多见胸中烦热，手足心发热
微热		发热时间较长，热势较轻微，体温一般不超过38℃
气虚发热		长期发热不止，热势较低，劳累后病情明显加重

(3) 恶寒发热

恶寒与发热感觉并称恶寒发热。它是外感表证的主要症状之一。询问寒热轻重的不同表现，常可推断感受外邪的性质。

恶寒重，发热轻，多属外感风寒的表寒证。

发热重，恶寒轻。多属外感风热的表热证。

恶寒发热，并有恶风、自汗、脉浮缓，多属外感表虚证。

恶寒发热，兼有头痛、身痛、无汗、脉浮紧是外感表实证。

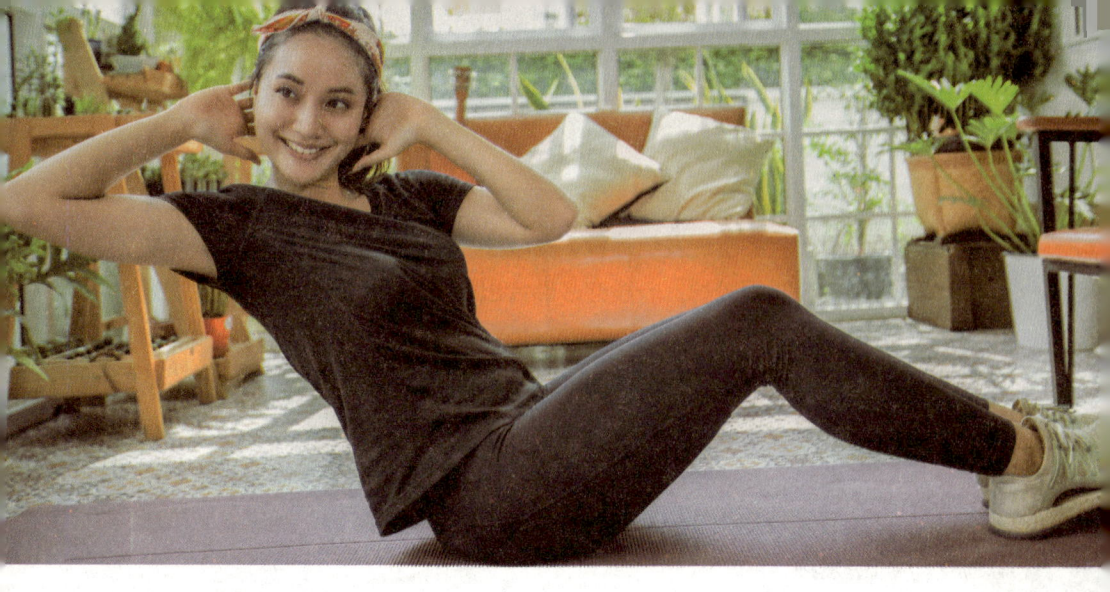

(4) 寒热往来

患者表现为恶寒与发热交替发作，一时发冷一时发热，这种现象具有明显的界限，每日发作一次或多次，可见于少阳病、温病及疟疾等疾病。

问出汗

汗液由津液所化生，在体内，津液通过阳气的蒸发作用，从皮肤的毛孔排出体外，形成汗液。

正常情况下，人们过度劳累、剧烈运动、处于高温环境、饮食过热、情绪紧张后，都有可能出汗，属于生理现象。

然而，疾病状态会影响人体汗液的生成和调节，导致异常出汗。发病时出汗具有两重性：一方面，出汗有助于排出体内的邪气，促进身体恢复健康，是机体抵抗疾病的正常反应；另一方面，汗液由津液所化生，过度出汗会消耗津液，导致阴阳失衡。

因此，在问诊的过程中，应了解患者有无出汗、出汗的时间、出汗的部位、汗量多少、出汗的特点、伴随症状以及出汗后症状的变化，来鉴别疾病的表里寒热虚实。

问有汗无汗：病人若无汗出，伴有畏寒、发热、头痛以及全身关节酸痛等症状，为风寒之邪闭阻于肌肤内；若有汗出，则说明风寒之邪已外透肌肤。

问出汗的情况：可根据症状分为以下几种类型，并初步判断原因。

类型	症状	原因
大汗	大汗不已，伴有蒸蒸发热，面赤，口渴想喝冷饮	实热证，正邪相搏，汗出不止，汗出愈多，正气愈伤
脱汗	冷汗淋漓，或汗出如油，伴有呼吸喘促，面色苍白，四肢厥冷，脉微欲绝	久病重病正气大伤，阳气外脱，津液大泄，为正气已衰，阳亡阴竭的危候，预后不良
自汗	白天经常汗出不止，活动后更严重，伴有神疲乏力、气短懒言、畏寒肢冷等症状	气虚或阳虚，活动后阳气舒张外散，使气更虚，故出汗加重
盗汗	睡则汗出，醒则汗止，伴有潮热、颧红、五心烦热、舌红、脉细数等症状	阴虚，则虚热内生，睡时卫阳入里，肌表不密，虚热蒸津外泄，故盗汗出
战汗	恶寒战栗，表情痛苦，辗转挣扎，继而汗出者	是邪正交争的表现，阳气来复，邪正剧争，就可出现战汗
	向好	汗出以后热势减退，全身清凉
	向危	汗出以后热势不减，且病人感到烦躁不安

问出汗的部位： 胸窝部出汗，多是心气虚弱或心血不足；头出汗，可能是湿热交蒸所致；手足心出汗，多为脾胃虚弱或脾胃湿热内阻引起。上半身出汗，多属于阳气虚弱；下半身出汗，可能是阴虚内热或阴阳两虚的表现。

问疼痛

疼痛是临床常见的一种自觉症状，各科均可见到。问诊时，应问清疼痛的性质、部位、时间等。

疼痛部位： 询问疼痛的部位，可以判断疾病的位置及相应经络脏腑的变化情况。

①如四肢、躯干疼痛而无固定部位，一般是外感风寒。
②周身关节酸痛，屈伸不利，一般是风湿痹阻。
③痛处固定不移而痛如锥击针刺，一般是血瘀经络。
④周身沉重作痛，困倦乏力，一般是脾虚不运。

⑤头痛剧烈无休止,并伴有外感症状的,一般是外感头痛;头痛较轻,病程较长,时痛时停,一般是内伤头痛。

疼痛性质:由于引起疼痛的病因病机不同,其疼痛的性质亦不同,临床可见如下几类。

类型	特点	常见部位或证型	原因
胀痛	痛且有胀感	全身可见,以胸胁、胃脘、腹部多见	气机郁滞
刺痛	疼痛如针刺,疼痛的范围较小,部位固定不移	全身可见,以胸胁、胃脘、小腹、少腹部常见	瘀血
绞痛	疼痛有剁、割、绞结之感,难以忍受	常见心血瘀阻的心痛,体内有蛔虫、寒气伤胃肠引起的脘腹痛	经络阻塞,或寒气入体,血流不畅
窜痛	痛处不固定,或感觉不到确切的部位	可见于风湿痹证或气滞证	风邪留着机体的经络关节,阻滞气机
掣痛	疼痛多呈条状或放射状,牵引它处,或有起止点	常见于胸痹、肝阴虚、肝经实热等	筋脉失养,经络阻滞不通
灼痛	痛处发热,有烧灼感	常见外科疮疡、两胁、胃脘部	阴虚阳亢
冷痛	痛处发凉,有冷感	/	寒凝筋脉,阳气不足
重痛	疼痛伴有沉重感	多见于头部、四肢及腰部	湿邪困阻气机
空痛	疼痛有空旷轻虚之感,喜温喜按	阳虚、阴虚、血虚或阴阳两虚等证	精血不足
隐痛	痛势较轻,隐隐而痛,持续时间较长	/	气血不足,阳气虚弱

问周身

问周身其他不适,是指询问周身各部,如眼睛、耳朵、胸胁腹等处,除疼痛以外的其他症状。临床问诊时,要询问诱因、持续时间长短、表现特点、主要兼证等。

(1) 问眼睛

目痛:眼睛疼痛且发红,主要是因为肝火上炎;眼睛红肿疼痛,分泌物增多,一般是风热侵袭引起的;若眼睛疼痛隐约不定,时作时止,一般是阴虚火旺引起的;若眼痛剧烈,伴有头痛、恶心呕吐,以及瞳孔散大等症状,一般是青光眼。

目眩:视物昏花迷乱,或眼前有黑花闪烁的感觉,多是肝肾阴虚、肝阳上亢、肝血不足,或气血不足、目失所养而致。

目涩:指眼目干燥,或好像有异物进眼睛等不适感觉。伴有目赤、流泪,一般是肝火上炎所致;若是闭目静养减轻,一般是血虚阴亏所致。

(2) 问耳朵

耳鸣:指耳内发生鸣响,状如蝉鸣或潮水声,可能间歇性发作,也可能持续不断的症状。临床上耳鸣有虚实之分。实证耳鸣声大,用手按而鸣声不减,多是肝胆火盛所致;虚证耳鸣声声音细小,用手按能减轻,多是肾虚精亏所致。

耳聋:指听觉丧失,可能由耳鸣发展而来。突发性耳聋多属于实证,是邪气蒙蔽清窍、清窍失养所致;而渐进性耳聋多属于虚证,主要是脏腑功能损伤所致。一般来说,实证易治,虚证难治。

重听:指听声音不清楚,往往引起错觉,即听力减退的表现,多是肾虚或风邪外入所致。

(3) 问胸腹

胸闷：胸部有堵塞不畅、满闷不舒的感觉，称为胸闷，亦称"胸痞""胸满"，多是胸部气机不畅所致。

心悸怔忡：在正常的条件下，患者自觉心跳异常，心神不安，称为心悸，病情较重的称为怔忡。主要是心神浮动所致。如心阳亏虚、气血不足、阴虚火旺、心神被扰、痰浊阻滞、气滞血瘀等皆可使心神不宁而出现心悸、惊悸或怔忡的症状。

腹胀：是指腹部饱胀，满闷，如有物支撑的感觉，或有腹部增大的表现。引起腹胀的病因很多，不同部位之腹胀揭示不同病变，如上腹部胀，多属脾胃病变；小腹部胀，多属膀胱病变；胁下部胀，多属肝胆病变。

问排便

健康人一般一日或两日大便1次，为黄色成形软便，排便顺利通畅，如果受疾病的影响，排便次数、排便感觉、大小便的状态便会出现异常。

(1) 问大便

排便次数异常

便秘：大便秘结。指粪便在肠内滞留过久，排便间隔时间延长，便次减少，通常在4~7天排便一次，称为便秘。基本是大肠传导功能失常所致。

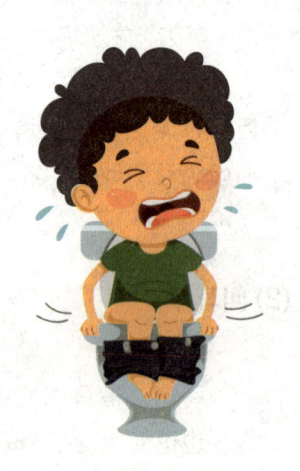

泄泻：即大便稀软不成形，甚则呈水样，排便间隔时间缩短，便次增多，一日3次以上。基本是脾胃功能失调、水停肠道、大肠传导亢进所致。

排便感觉异常

肛门灼热：是指排便时肛门有烧灼感。多半是大肠湿热蕴结所致。可见于湿热泄泻、暑湿泄泻等证。

里急后重：腹痛窘迫，时时欲泻，肛门重坠，便出不爽。紧急而不可耐，称里急；排便时，便量极少，肛门重坠，便出不爽，或欲便又无，称后重，里急后重是痢疾中的一个主证。多是湿热之邪内阻、肠道气滞所致。

排便不爽：腹痛且排便不通畅爽快，而有滞涩难尽之感。多半是肠道气机不畅所致。可见于肝郁犯脾、伤食泄泻、湿热蕴结等证。

滑泄失禁：久泻不愈，大便不能控制，呈滑出之状，又称"滑泄"。多是久病体虚，脾肾之阳虚衰，肛门无法自控而致。可见于脾阳虚衰、肾阳虚衰或脾肾阳衰等证。

肛门重坠：肛门有重坠向下之感，甚则肛欲脱出。多是脾气虚衰，中气下陷而致。多见于中气下陷证。

(2) 问小便

健康人在一般情况下，小便每日3~5次，夜间0~1次。受疾病的影响，排尿次数、尿量及排尿感觉可能出现异常。

排尿量异常

尿量增多：多见于虚寒证，肾阳虚证及糖尿病人。
尿量减少：多见于实热证、汗吐下证、水肿病及癃闭、淋证等。

排尿次数异常

次数增多：又叫小便频数，多见于下焦湿热、下焦虚寒、肾气不固等证。
次数减少：多见于癃闭。

排尿感觉异常

小便涩痛：排尿不畅，伴有急迫灼热疼痛感，多为湿热灼伤络脉而致，多见于淋证。

癃闭：小便不畅，点滴而出为癃，小便不通，点滴不出为闭，统称为癃闭。病机有虚有实。实者多为湿热蕴结、肝气郁结或瘀血、结石阻塞尿道所致；虚者多为年老气虚，肾阳虚衰，膀胱气化不利所致。

余沥不尽：小便后点滴不尽。多为肾气不固所致。

小便失禁：小便不能随意识控制而自行流出。多为肾气不足、下焦虚寒，膀胱不能制约水液而致。若患者神志昏迷，而小便自遗，则病情危重。

遗尿：指睡眠中小便自行排出，俗称"尿床"，多见于儿童。

问饮食

询问患者的食欲与食量，可以判断患者脾胃功能的强弱，疾病的轻重及预后。

(1) 食欲减退与厌食

①食欲减退：不思进食，食量减少，又称"纳呆""纳少"，多见于脾胃气虚、湿邪困脾等证。

②厌食：又称"恶食"，多因伤食而致。若妇女妊娠初期，厌食呕吐者，为妊娠恶阻。

③饥不欲食：感觉饥饿而又不想进食，或进食很少，亦属食欲减退范畴，可见于胃阴不足证。

(2) 多食易饥

表现为食欲旺盛，食量较大，吃完后很快就感觉饥饿，亦称为"消谷善饥"，临床症状多伴有体重逐渐减轻等。此类症状可见于胃火旺盛、胃强脾弱等证，也可能和糖尿病有关。

(3) 偏嗜

偏嗜指对某种食物或异物的特殊偏好，偏嗜异物又称为"异嗜"。如果儿童出现异嗜，比如喜欢吃泥土、生米等，多半是体内有虫；已婚女性停经后，出现嗜食酸味、辣味的现象，多半是怀孕了。

(4) 口味

口味，是指患者口中的异常味觉。

口味	原因
口淡乏味	脾胃气虚
口甜	脾胃湿热
口黏腻	湿困脾胃
口中泛酸	肝胆蕴热
口中酸腐	伤食
口苦	上火
口咸	肾病及寒证

问口渴

询问患者口渴与饮水状况，有助于了解津液的盈亏及输布状态，以及病证的寒热虚实特征。

口不渴：津液未伤，见于寒证或无明显热邪之证。

口渴：多是津液不足或输布障碍所致。临床常见口渴思饮和渴不思饮两种状况。

①口渴思饮：口渴明显，饮水量多，是津液大伤的表现，多见于实热证、糖尿病及呕吐后。

②渴不思饮：虽口渴但不想喝水或饮水不多，是津液轻度损伤，多见于阴虚、湿热、痰饮、瘀血等证。

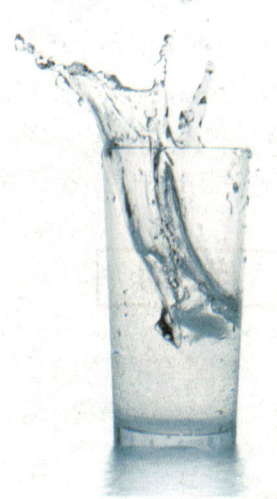

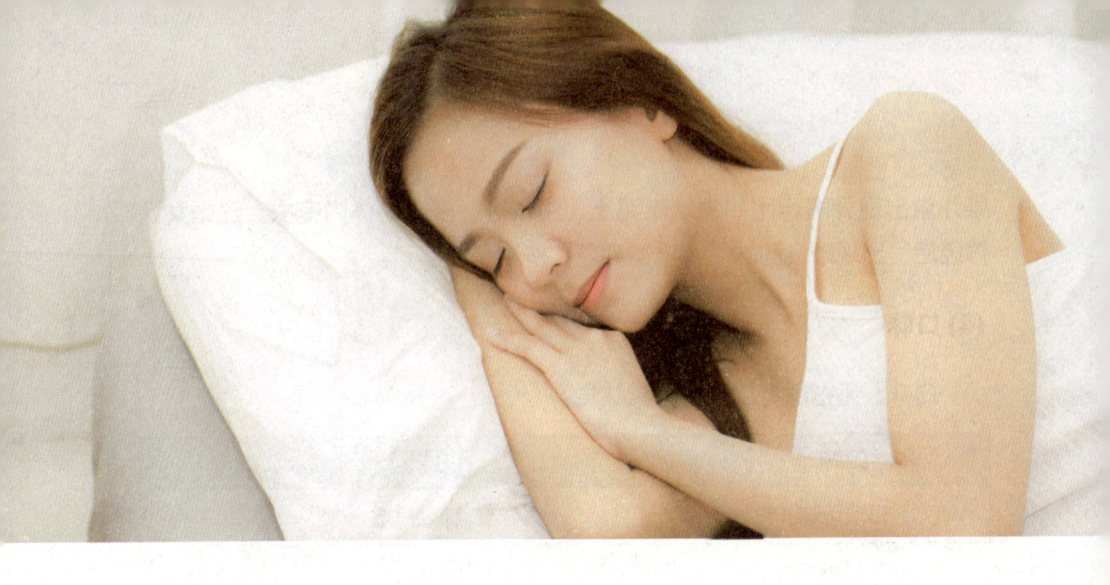

问睡眠

问睡眠，应了解病人有无失眠或嗜睡，睡眠时间的长短、入睡难易、有梦无梦等。临床常见的睡眠失常有失眠、嗜睡。

失眠

失眠又称"不寐""不得眠"，包括难以入睡、睡眠浅易醒来、再次入睡困难、睡眠不深以及容易惊醒，甚至整夜无法入眠的现象，可见于心脾两虚、心肾不交、肝阳上亢、痰火扰心、食滞胃脘等证。

嗜睡

嗜睡又称"多眠"，是指神疲困倦，睡意很浓，经常不自主地入睡。其轻者神志清楚，呼之可醒而应，精神极度疲惫，困倦易睡，或似睡而非睡的状态，称为"但欲寐"。如日夜沉睡，呼应可醒，神志蒙眬，偶可对答，称为"昏睡"。嗜睡则为神气不足而致。大病之后，精神疲惫而嗜睡，是正气未复，需要睡眠调养的表现。

问经期

对青春期开始之后的女性患者，除了一般的问诊内容外，还应注意询问女性的经期情况，为妇科或一般疾病的诊断与辨证提供依据。

经期异常主要表现为月经先期、月经后期、月经先后不定期、月经过多和月经过少等五种情况。

类型	临床表现
月经先期	月经周期提前1~2周，量多，色紫红，质稠，心胸烦闷，渴喜冷饮，大便燥结，小便短赤，面色红赤，舌红，苔黄，脉滑数
月经后期	月经周期错后7天以上，甚至错后3~5个月，量少，色淡质稀，小腹隐痛，喜热喜按，腰酸无力，小便清长，面色苍白，舌淡，苔白，脉沉迟无力
月经先后不定期	月经周期或前或后1~2周，经量或多或少，色黯红，有血块，或经行不畅，胸胁、乳房、少腹胀痛，精神郁闷，时欲太息，嗳气食少，舌质正常，苔薄，脉弦
月经过多	周期正常，经量明显超过本人平时原有经量，或行经时间延长
月经过少	周期基本正常，而经量明显减少，或持续时间缩短至1~2天，甚或点滴即净者

痛经：妇女在月经来潮前后，或行经期间，出现小腹疼痛，并随着月经周期而发作，称为"痛经"，又称"经行腹痛"。痛经发生时往往伴有其他全身症状，如乳房作胀或胀痛，恶心，呕吐，腰酸，严重者则剧痛难忍，并出现面色苍白，冷汗淋漓，手足厥冷等。若在月经将至或经行期间仅感下腹部或腰部轻微的胀痛不适，这是常有的生理现象，不属病态。

问病史

过往病史：询问患者曾经患过的疾病、手术史、外伤史等。

家族史：询问患者家族中是否有与当前病情相关的疾病或遗传病史，可以提供关于潜在遗传风险的重要线索。

过敏史：询问患者是否对某些药物、食物或其他物质存在过敏反应，对于避免过敏反应和选择合适的治疗方法至关重要。

用药史：询问患者目前正在使用的药物，包括处方药、非处方药、补充剂或草药，协助评估药物相互作用和可能的副作用。

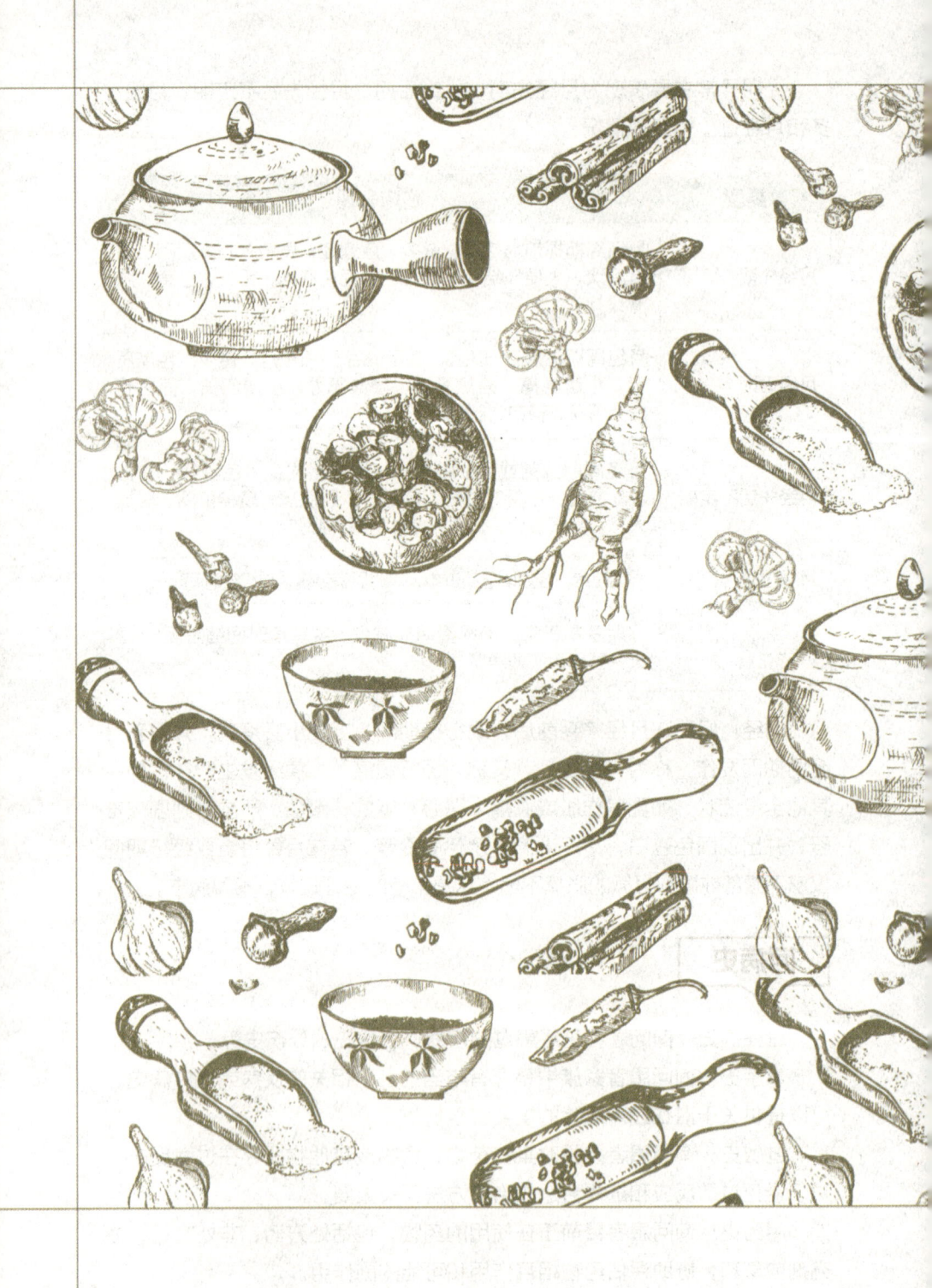

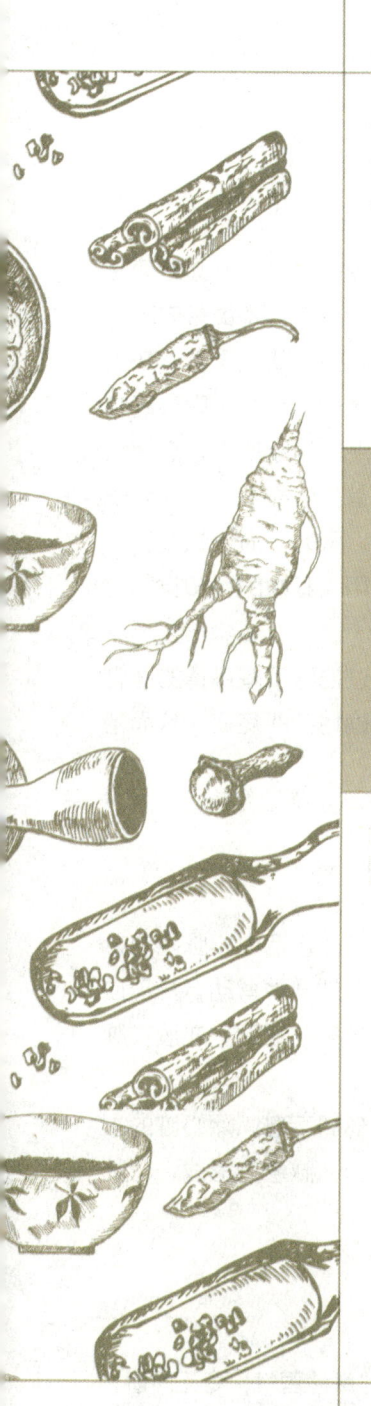

PART 5 切脉而知之谓之巧

01 什么是脉诊？

脉理精微，大有学问

脉诊是通过按触人体不同部位的脉搏，以体察脉象变化的切诊方法，又称切脉、诊脉、按脉、持脉。《黄帝内经》记载，古人通过触按人体不同部位的脉搏波动（遍身诊法）以体察机体内在的疾病。自《黄帝八十一难经》之后，确立了"独取寸口"之法。脉诊是一门精湛的诊断技术，需要经过一定的训练才能掌握。脉诊的操作首先依靠手指指目或指腹的感觉，诊察寸口脉血管壁的压力、张力、血流的温度、速度、黏稠度、脉形、脉势等，再运用大脑中的"知觉"对脉象要素及其关联病症进行分析。

"切脉而知之谓之巧"，指能通过把脉了解病情的医者称为巧匠。切脉能结合前三项，更准确地判断病症，从而精确地开药方。

脉象是怎么形成的？

脉象即脉动应指的形象。心主血脉，包括血和脉两个方面，脉为血之府，心与脉相连。心脏有规律地搏动，推动血液在脉管内运行，脉管也随之产生有节律的搏动，血液在脉管内运行，均由宗气所推动。

血液循行脉管之中，流布全身，环周不息，除心脏的主导作用外，还必须有各脏器的协调配合，脉象的形成，与脏腑、气血密切相关。

脉搏反映了什么？

《黄帝内经·灵枢·决气》曰："壅遏营气，令无所避，是谓脉。"说明脉管有约束、控制和推进血液沿着脉管运行的作用。血液自心脏输送至脉管时，脉管会随之扩张。随后依靠血管的收缩功能，推动血液前行。脉管的这种一舒一缩机制，既是气血循环不息、周流全身的关键条件，也是产生脉搏的主要因素。

《黄帝内经·素问·五脏生成》中提到："诸血者皆属于心。"《黄帝内经·素问·六节藏象论》曰："心者，生之本、神之变也，其华在面，其充在血脉。"这些论述都表明脉动源出于心，脉搏是心功能的具体表现。脉搏的跳动与心脏搏动的频率、节律基本一致。

脉象要素

脉象要素，指脉象由脉位、脉数、脉形、脉势等四个方面组成。健康人脉象应为一次呼吸跳4次，寸、关、尺三部有脉，脉不浮不沉，和缓有力，尺脉沉取应有力。

脉位指脉搏跳动显现的部位和长度。脉搏的部位不浮不沉，中取可得，寸、关、尺三部有脉是正常脉象。如脉位浅表者为浮脉，脉位深沉者为沉脉等；脉搏搏动范围超过寸、关、尺三部者为长脉，脉搏搏动范围不及寸、尺者为短脉。

脉数指脉搏跳动的速度和节奏。正常人的脉搏频率为每分钟72~90次，节律均匀，没有歇止。如一息五至以上是数脉；一息不满四至是迟脉；出现中止，有促脉、结脉、代脉等脉；脉律快慢不匀，有散脉、涩脉等脉。

脉形指脉搏跳动的宽度、大小、软硬等，主要与脉管的充盈、脉搏波动幅度有关。如果脉管充盈，脉搏幅度较大，是洪脉；脉管充盈较小，搏动幅度小者，是细脉；脉管弹性差、欠柔和者为弦脉。

脉势指脉搏应指的强弱、流畅等趋势。正常脉象，应指和缓，力度适中。应指有力为实脉；应指无力为虚脉；通畅状态较好，脉来流利圆滑者为滑脉；通畅状态较差，脉来艰涩不畅者为涩脉等。

以上是构成脉象的基本要素。辨别脉象主要依据指下感觉，因此察脉必须反复练习指感，细心体察，将脉位、脉数、脉形、脉势综合分析，才能形成完整的脉象，从而正确地分辨各种病脉。

02 学会这几点,在家也能诊脉

脉诊部位有讲究

诊脉的部位,有《黄帝内经·素问·三部九候论》的遍诊法,《黄帝内经·灵枢·终始》提出人迎寸口诊法,汉代张仲景在《伤寒杂病论》提出三部诊法,直至晋代王叔和所著的《脉经》才推广了独取寸口的诊脉方法。

目前广泛使用的是寸口诊法,通俗来说,就是用三个手指(无名指、食指、中指)按压患者手腕处的尺部动脉,来感受脉搏的状态。

关部:通常以高骨(桡骨茎突)为标志,其稍内方向的部位就是关部。

寸部:关部靠近腕部的一侧为关前,又叫寸部。

尺部:关部靠近肘部的一侧为关后,又叫尺部。

两手各有寸、关、尺三部,共六部脉。桡骨茎突处的桡动脉行径比较固定,解剖部位也比较浅表,毗邻组织比较分明,诊脉方便,易于辨识,因此是诊脉的理想部位。

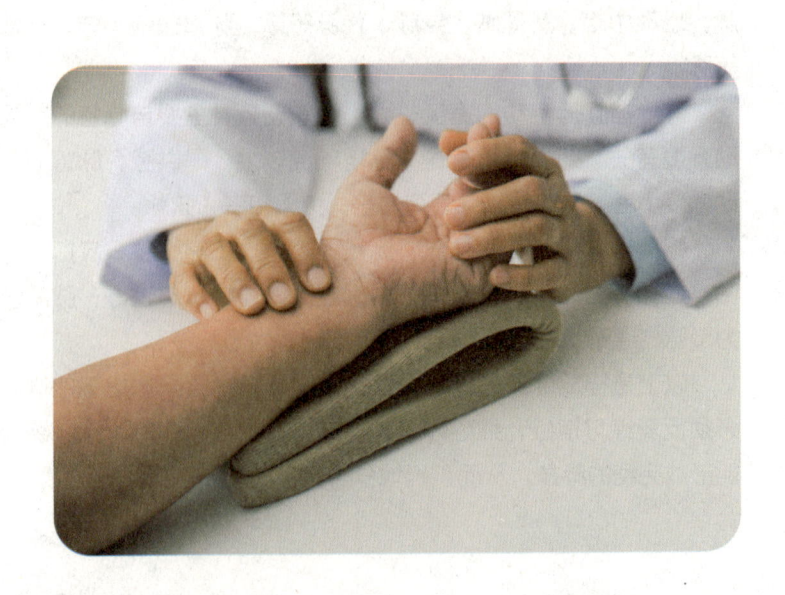

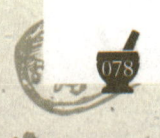

寸关尺对应的脏腑

寸口分配脏腑是根据中医阴阳、脏腑功能的理论来安排的。其分布对应关系如下：

左寸对应心，左关对应肝、胆，左尺对应肾。

右寸对应肺、胸，右关对应脾、胃，右尺也对应肾。

这种对应关系，是根据《黄帝内经》"上竟上、下竟下"的原则规定的。此外，也有不分寸、关、尺三部，只以浮取、中取、沉取等指力轻重区分，左手脉诊心、肝、肾，右手脉诊肺、脾、肾，这种方法适用于危急病症或年老体虚患者。

脉诊时间有学问

脉诊的时间，以清晨未进食时最佳。

脉象的变化与气血运行有密切关系，易受饮食、运动、情绪等因素的影响。清晨未进食时，机体内外环境比较稳定，体内外环境都比较安静，气血经脉处于少受干扰的状态，脉象能准确地反映机体的情况。

《黄帝内经·素问·脉要精微论》明确提及："诊法常以平旦，阴气未动，阳气未散，饮食未进，经脉未盛，络脉调匀，气血未乱，故乃可诊有过之脉。"表明清晨是诊脉的理想时间。

总的来说，诊脉时需要患者在安静的环境中，保持心情平稳，气血平静。

03 二十八脉辨百病

代表身体康健，阴阳调和的平脉

正常脉象古称平脉，是健康无病之人的脉象。正常脉象的形态是三部有脉，一息四到五至，相当每分钟72～90次，不浮不沉，不大不小，从容和缓，柔和有力，节律一致，尺脉沉取有一定力量，并随生理活动和气候环境的不同而有相应的变化。

正常脉象有有胃、有神、有根三个特点。

有胃

总的来说有胃气的脉象，是不浮不沉、不快不慢、从容和缓、节律一致。即使是病脉，无论浮沉迟数，但有徐和之象者，便是有胃气。

脉有胃气，则为平脉；脉少胃气，则为病变；脉无胃气，则属真脏脉，或为难治或不治之征象。故脉有无胃气对判断疾病凶吉预后有重要的意义。

有神

有神的脉象，即脉来柔和。如弦实之脉，在弦实之中仍显柔和；微弱之脉，虽微弱却不至于全然无力，皆可称为有神脉。

脉象的有神与无神，对于疾病预后有一定参考价值。脉象中有胃、有神，皆呈现冲和之象，有胃即有神，因此在临床诊断中，有胃与有神的诊法相同。

有根

三部脉沉取有力，或尺脉沉取有力，就是有根的脉象。

在病中，若肾气尚未耗竭，先天之本仍有生机，尺脉沉取仍可触及，说明患者尚存生机。然而，若脉象浮大散乱，按之消失，则为无根之脉，标志着元气离散，病情危急。

浮脉类

(1) 浮脉

脉象特征

轻取即得，重按稍减，但不中空。《脉诀》载："轻手可得，泛泛在上，如水漂木。"《诊宗三昧》："按之稍减而不空，举之泛泛而流利。"

脉象解析

浮脉主表，反映病邪在经络肌表部位，邪袭肌腠，卫阳奋起抵抗，脉气鼓动于外，脉应指而浮，故浮而有力。内伤久病体虚，阳气不能潜藏而浮越于外，亦有见浮脉者，必浮大而无力。

左手的寸口三部脉象

寸：心——心阳上亢，表现为失眠、心烦、眩晕等。

关：肝——肝气郁结，表现为胸胁胀痛。

尺：肾——肾阴虚，腰酸、脱发等症状。

右手的寸口三部脉象

寸：肺——伤风，表现为咳嗽、呼吸短促等症状。

关：脾——胃气胀，表现为呕吐、泛酸。

尺：肾——肾气不足，表现为腰酸背痛、耳鸣、小便不利。

相兼脉

浮兼大——伤风

浮兼滑——主风痰，表证挟痰宿食

浮兼缓——主伤寒表虚证，湿滞

浮兼洪——狂躁

浮兼紧——伤寒

浮兼芤——失血

浮兼数——主表热，风热

浮脉所体现的健康问题

表证由于外感病邪停留于表时，卫气抗邪，脉气鼓动于外，故脉位浅显。浮而有力为表实，浮而无力为表虚。内伤久病因阴血衰少，阳气不足，虚阳外浮，脉浮大无力为危证。

按摩操作

选穴——少冲穴

按摩方法：用拇指指尖用力掐揉少冲穴15~20次，可治疗热病、昏厥。

少冲穴

(2) 洪脉

脉象特征

脉来极大，如波涛汹涌，来盛去衰。《脉诀汇辨》："洪脉极大，壮如洪水，来盛去衰，滔滔满指。"极宽为洪。洪，大的意思，指脉形极宽，波动幅度大的脉。

脉象解析

病现洪脉，多为邪热炽盛之候。多表现为高热，汗出而不恶寒，心烦口渴，大渴引饮，舌质红，舌苔黄燥等症状。若乍摸其脉洪大，稍用指力，脉搏应指之力骤减者，是久病气虚、虚劳、失血，久泄等邪盛正衰之危候。

左手的寸口三部脉象
寸：心——心火上炎，舌疮
关：肝——肝火过旺
尺：肾——肾火旺，膀胱有热

右手的寸口三部脉象
寸：肺——胸满气逆，热邪伤肺
关：脾——胃热胀闷
尺：肾——肾水枯，大肠郁滞化热

> **相兼脉**
>
> 浮兼洪——多见于表热证　　沉兼洪——多见于里热
> 洪兼滑——多见于痰热　　　洪兼数——多见于热盛

> **洪脉所体现的健康问题**

洪脉主邪热亢盛病证。通常是由于阳热亢盛至极，或是由于脏腑间有火热内蕴，才产生如烦渴、面红、身热等症状，出现如波涛般汹涌、来盛去衰的洪脉。

心火旺：多是暑热或者情绪急躁而致。虽然说洪脉是夏季的常脉，如果十分明显，那很可能是中暑的前兆。

> **按摩操作**

选穴——承浆穴

按摩方法：用食指指腹揉按承浆穴3~5分钟，一天一次，可治疗口眼㖞斜、牙痛、口舌生疮等病症。

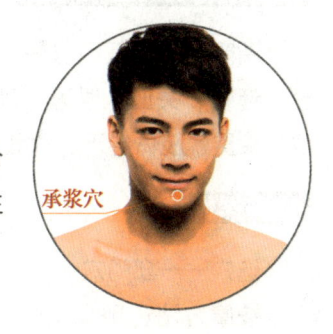

(3) 濡脉

> **脉象特征**

浮而细软无力，气势软弱。濡，即浮软之意，脉象位于浅层，浮取即得细软无力之脉象，中等指力按之则无。上述说明濡脉是稍微重按即显无力，呈浮细无力之象。

> **脉象解析**

凡气虚、亡血、自汗、遗精皆可见濡脉。濡脉之现，盖因湿邪过盛，以致脉道受阻，气血不畅。此症可见于亡血阴虚之病，髓海丹田已受损，夜间汗出如雨，湿气侵入骨骼。寸濡表明阳微自汗，精血虚寒。此时宜温补真阴，以期痊愈。

左手的寸口三部脉象
寸：心——心气虚，惊悸健忘
关：肝——肝血不足，血不营筋
尺：肾——精血不足，命门火衰

右手的寸口三部脉象
寸：肺——肺气虚，自汗
关：脾——脾虚，脾湿
尺：肾——精血不足

相兼脉

濡兼迟——多见于虚冷
濡兼涩——多见于亡血
濡兼数——多见于阴经亏耗或湿热
濡兼缓——多见于寒湿

濡脉所体现的健康问题

濡脉见于虚证和湿病。临床上，气血不足者濡脉，有少气、懒言、喘息、遗精、失血、泄泻、骨蒸、惊悸等症。由于湿邪引起的则见胸闷、脘痞、头重、肢体倦乏、食欲不振、小便不利等症。

按摩操作

选穴——郄门穴

按摩方法：用食指揉按郄门穴100~200次，每天坚持，能够缓解心痛、心悸。

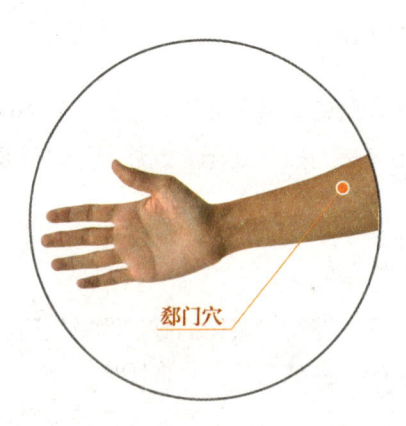

郄门穴

(4) 散脉

脉象特征

浮散无根，节律不齐，轻取似有，重按即无。散者，不聚也，脉无力而来不明，漫无根蒂。散脉多是阳气离散，阴阳失去平衡，气虚亏已极所致。

脉象解析

散脉的形成是因心力衰竭，阳气离散而不能内敛，气血耗散殆尽，属脏腑衰竭之危候。

左手的寸口三部脉象
寸：心——心气不足，怔忡不寐
关：肝——肝血不足，下肢浮肿
尺：肾——肾阴阳两虚，精血亏损

右手的寸口三部脉象
寸：肺——肺气不足，自汗淋漓
关：脾——脾虚胀满
尺：肾——肾阳亏虚

散脉所体现的健康问题

病情危重、元气离散时可见此脉。临床上，可见于偏瘫、消渴、水肿。散脉还可见于心气不足，心阳虚衰，喘而不能平卧，心悸怔忡，四肢浮肿者。

按摩操作

选穴——阳陵泉穴

按摩方法：用手指指腹按揉阳陵泉穴 3~5 分钟，长期按摩，可改善下肢痿痹、膝关节炎等。

阳陵泉穴

(5) 芤脉

脉象特征

　　芤乃草名，绝类慈葱；浮沉俱有，中候独空。浮大中空，如按葱管。重按时中间无而两边有的脉搏，好似手指按葱管的感觉。

脉象解析

　　说明芤脉脉位偏浮、形大、势软而中空，是脉管内血量减少、充盈度不足、紧张度低下的一种状态。

左手的寸口三部脉象	右手的寸口三部脉象
寸：心——上焦热，心肌缺血，血虚	寸：肺——肺气虚弱，肺热
关：肝——肝郁气滞，化火	关：脾——脾胃气虚，胃火上炎
尺：肾——肾气不足，热灼膀胱	尺：肾——肾气不足

芤脉所体现的健康问题

　　多发生于血崩、呕血、外伤性大出血等突然出血过多之时，血量骤然减少，无以充脉，或是剧烈吐泻津液大伤，血液不得充养，阴血不能维系阳气，阳气浮散所致。

按摩操作

　　选穴——隐白穴

　　按摩方法：用拇指和食指揉捏足大趾末节两侧，按压时要注意力度稍重，每次按摩5分钟，每日按摩2次。临床上治血崩较好。

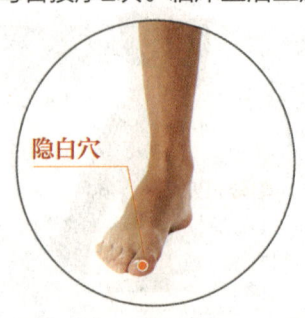

(6) 革脉

脉象特征

浮而搏指，中空边坚，如按鼓皮。切脉时手指感觉有一定的紧张度，脉形如弦，按之中空，与芤脉浮虚而软又有不同。

脉象解析

革脉为弦芤相合之脉，由于精血内虚，气无所附而浮越于外，如阴寒之气收束，因而成外强中干之象。

左手的寸口三部脉象	右手的寸口三部脉象
寸：心——心气血衰	寸：肺——肺气虚弱
关：肝——肝气瘀滞，胸胁胀痛	关：脾——脾不统血，月经量多
尺：肾——女性崩漏，小产；男子遗精	尺：肾——女性崩漏，男子梦遗

革脉所体现的健康问题

革脉是精气不藏，正气不固，气无所恋而浮越于外的表现。临床上，常见于妇女流产、阴道流血不止，男子遗精、阳痿、小腹冷痛，以及虚劳精血亏损的病证。革脉与弱脉为相反的脉象，革脉浮大中空而脉管较硬；弱脉沉细无力而脉管软弱。

按摩操作

选穴——三阴交穴

按摩方法：用指腹按揉3～5分钟，再用手指轻轻地推拿1～2分钟，可以加强人体气血运行，促进子宫收缩，有利于宫腔内残留的瘀血和蜕膜组织排出，促进子宫恢复。

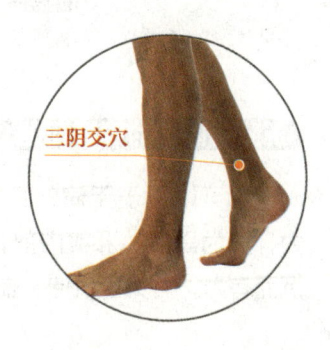

三阴交穴

沉脉类

(1) 沉脉

脉象特征

轻取不应，重按始得，其特点是脉位深。沉脉的形成多是阳气虚损，无力温运鼓动气血于表，或气血凝聚于里所致。应从深脉位去诊沉脉，而且必须重按。

脉象解析

沉脉所主的里证有虚实之分，凡沉而有力为里实，多是水饮、寒痰、积滞所致。沉而无力为里虚。另外，沉数之脉为里热，沉迟之脉为里寒，沉缓之脉为里湿，沉弦、沉紧之脉为内脏疼痛等。

左手的寸口三部脉象
寸：心——心阳不足，瘀血停胸
关：肝——肝郁气痛，左肋疼痛
尺：肾——寒气郁结，肾精不足

右手的寸口三部脉象
寸：肺——肺气不足，畏寒
关：脾——脾胃虚寒，食滞伤胃
尺：肾——命火不足，腰酸冷痛

相兼脉

沉兼迟——里寒
沉兼缓——水湿
沉兼数——里热
沉兼涩——气郁

沉脉所体现的健康问题

也可以见于无病的正常人。非健康的沉脉多主里证。如果脉沉而有力，多为里实，邪实内郁，正气尚盛，邪正相争于里，致气滞血阻，故脉沉而有力，可见于气滞、血瘀、食积、痰饮等病症。

按摩操作

选穴——膈俞穴

按摩手法：需他人协助，将双手放在被按揉者的上背部，双手大拇指指腹分别按揉两侧的膈俞穴，手法要均匀、柔和，以局部有酸痛感为佳。早晚各1次，每次按揉2～3分钟，两侧膈俞穴同时按揉。

膈俞穴具有调理脾胃、补益气血、降逆平喘的作用。

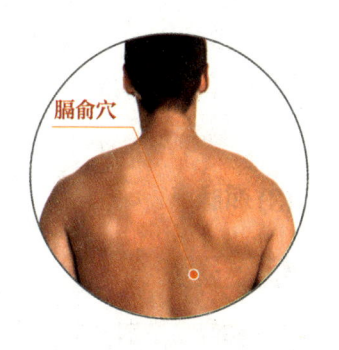

(2) 伏脉

脉象特征

伏者，潜藏伏匿之意。重指力推筋按骨始得，甚者伏而不见。

脉象解析

伏脉的形成，一是邪气闭塞，气血凝结，正气不能宣通，脉道潜伏不显；一是久病绵延，气血虚损，阳气决绝，不能鼓动脉气外行，故而深伏筋骨。

左手的寸口三部脉象	右手的寸口三部脉象
寸：心——心阳不振，忧郁	寸：肺——肺气不宣，肺虚气短
关：肝——肝气不舒，胁肋胀痛	关：脾——脾虚腰痛，畏寒食积
尺：肾——肾精不足，男性遗精，女性痛经	尺：肾——命门火衰，冷痛

伏脉所体现的健康问题

伏脉多见于邪气郁闭之实证，也可见于某些厥证及痹证，如风湿骨痛、肢体麻木、风湿性关节炎、痛风等；另一种是阳气极衰，不足以驱动气血运行，导致脉搏弱至深处。

按摩操作

选穴——曲池穴

按摩方法：用拇指弹拨曲池穴3~5分钟，可防治肩臂肘疼痛。

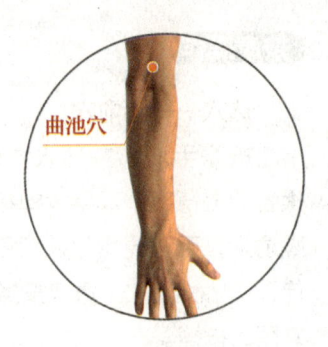

(3) 弱脉

脉象特征

弱脉是沉取方得，应指脉形细，脉势弱而无力，稍用力按之则有欲绝之势，故不任重按。

脉象解析

脉为血之府，气血亏少，不能充盈脉道，故脉道缩窄，脉形细；气血不足，无力鼓动脉搏，推动血行，故脉来沉而细软，而形成弱脉。

左手的寸口三部脉象

寸：心——心气虚，心悸气短，手足盗汗
关：肝——肝血虚，面色无华，耳聋耳鸣，指甲灰白
尺：肾——肾阴虚，膀胱不固

右手的寸口三部脉象

寸：肺——肺气虚，抵抗力差
关：脾——脾胃虚，易积食腹泻
尺：肾——肾阳虚，小腹、四肢经常发冷

相兼脉

涩兼弱——血虚、血瘀 ｜ 弱兼微——气衰 ｜ 弱兼数——阴虚血虚

弱脉所体现的健康问题

弱脉多主气血不足之证。有弱脉者有可能是气血两虚，如眩晕、肝血虚证、寒滞肝脉证、脉痹、气虚眩晕，应该益气补血，活血通络，滋补肝肾，促进新陈代谢，改善血液微循环。

按摩操作

选穴——肺俞穴

按摩方法：用食指按揉肺俞穴100~200次，每天坚持，能够治疗肺部疾患。

(4) 牢脉

脉象特征

脉位沉长，脉势实大而弦，诊脉时要用重指力切按。脉来实大弦长，浮取、中取不应，沉取始得，坚牢不移。"牢"者，深居于内，坚固牢实之义。

脉象解析

牢脉轻取、中取均不应，沉取始得，但搏动有力，势大形长，为沉、弦、大、实、长五种脉象的复合脉。此种脉显深位，有力弦长之脉是阴寒内积，致使阳气沉潜于里，固结不移，以致"坚积内伏"。

左手的寸口三部脉象	右手的寸口三部脉象
寸：心——气血瘀滞，胸闷	寸：肺——阴寒内积，阳气沉潜于下
关：肝——肝郁气滞	关：脾——腹心寒痛，阴寒积聚
尺：肾——肾气虚弱，女子痛经，月经不调	尺：肾——女性痛经，月经不调等

牢脉所体现的健康问题

牢脉可见之于阴寒内盛之实性病证，也可见于疝气，或者癥瘕积聚病人。如果大量失血、久病体虚等病人出现牢脉，表明病人情况已十分危急，应及时抢救！

按摩操作

选穴——气海穴

按摩方法：用手掌鱼际顺时针按揉气海穴3~5分钟，长期按摩，可改善四肢无力、大便不通等症状。

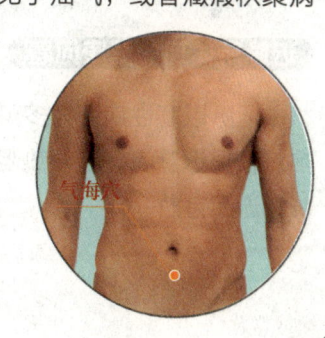

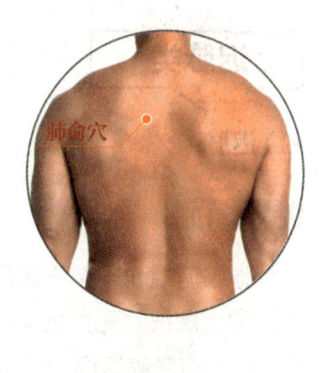

迟脉类

(1) 迟脉

脉象特征

脉来迟慢，一息不足四至。迟，慢也，指脉象速率少于常人的至数，多因阳气虚损，无力鼓运营血，致使脉来迟慢；或寒凝气滞，阳气失其温运，故也有脉来迟慢。

脉象解析

迟脉主寒证，由于阳气不足，鼓动血行无力，故脉来一息不足四至。若阴寒冷积阻滞，阳失健运，血行不畅，脉迟而有力。因此阳虚体寒者，脉多迟而无力。邪热结聚，阻滞气血运行，也见迟脉，但必迟而有力，按之必实，迟脉不能一概认为是寒证的脉象，应该综合判断。

左手的寸口三部脉象
寸：心——寒湿凝滞，胸痛
关：肝——肝寒，肋下疼痛
尺：肾——肾虚寒，尿频

右手的寸口三部脉象
寸：肺——寒气伤肺，咳嗽
关：脾——胃冷痛，腹胀便溏
尺：肾——双腿沉重，大便不成形

相兼脉

迟兼浮——表寒证
迟兼滑——痰饮
沉兼迟——里寒证
迟兼涩——血瘀或血虚

迟脉所体现的健康问题

迟脉以寒性病证为多见。迟而有力为实寒证，迟而无力多主虚寒证。热病仅见迟脉者，若湿热阻滞其脉迟而软；若实热内结症见腹满便秘者，脉象迟而有力。

按摩操作

选穴——肺俞穴

按摩方法：用拇指按揉肺俞穴100~200次，每天坚持，能够治疗肺部疾患。

(2) 缓脉

脉象特征

不紧不急为缓，缓脉的脉象来去稍快于迟脉，一息四至，来往节律均匀。

脉象解析

缓脉可见于正常人。若缓怠无力，如微风拂柳，则是湿邪黏滞，气机为湿邪所困；或为脾胃虚弱，气血乏源，气血不足以充盈鼓动，故缓脉见怠缓；平缓之脉，是为气血充足，百脉通畅。若病中脉转缓和，是正气恢复之征。

寸口三部脉象

寸：颈项脊背弯伸不利

关：脾胃虚弱，眩晕

尺：脾肾阳虚导致便秘

缓脉所体现的健康问题

缓脉多是脾虚或湿邪困阻所致。

按摩操作

选穴——中脘穴

按摩方法：将一只手的拇指放在上腹部的中脘穴，指腹均匀用力进行点按，坚持10秒钟，松开，然后再按，反复进行5~10分钟，能起到缓解胃痛之效，促进经气运行，调节胃的功能。

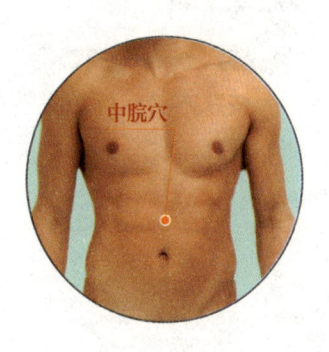

(3) 涩脉

脉象特征

涩，艰滞也。往来艰涩不畅，如轻刀刮竹，涩脉具有细而迟短，蹇滞不流利的特点。

脉象解析

因虚而见涩脉者，是津血亏损，血脉不充，或气虚无力推动血行，脉道失其濡润，以致脉气往来艰涩。因实而涩，多由痰食胶着，气血阻滞，血流被遏，以致脉气往来艰涩困难。

左手的寸口三部脉象

寸：心——心血瘀滞，心悸怔忡

关：肝——肝血瘀积

尺：肾——肾阴阳两虚，腰膝无力

右手的寸口三部脉象

寸：肺——痰湿阻肺，少气咳嗽

关：脾——脾虚不食

尺：肾——伤精，不孕

涩脉所体现的健康问题

涩脉可见之于多种病证，如伤精、血少、气滞血瘀、挟痰、挟食等都可出现此种脉象。与迷走神经兴奋，心率减慢，心排血量减小，血流速度减慢，血液黏度增加等因素有关。

按摩操作

选穴——脾俞穴

按摩方法：用拇指按揉脾俞穴100~200次，每天坚持，能够治疗腹胀、呕吐、泄泻。

脾俞穴

(4) 结脉

脉象特征

脉来缓慢，时有一止，止无定数。结者，滞也，是形容脉搏遇有阻遏，时有不规则的中止。这种中止在脉搏速率迟缓的时候出现。

脉象解析

一是由气血痰食饮邪，积滞不散，阻碍血行，以致心阳涩滞，血脉运行不畅，故脉来迟中有止；一是由气血渐衰，心阳不振，脉气运行无力而涩滞，故迟缓中伴见不规则的中止。

左手的寸口三部脉象	右手的寸口三部脉象
寸：心——心气、心阳虚衰，冠心病	寸：肺——肺气虚，表现为咳嗽，咳痰
关：肝——肝气郁结	关：脾——脾胃虚
尺：肾——肾虚，腰酸	尺：肾——肾气不足

结脉所体现的健康问题

提示该病人可能是阴盛气结，寒痰血瘀。多与心脏病有关，冠心病、风湿性心脏病、甲亢性心脏病等疾病在脉象上都可能表现为结脉。

按摩操作

选穴——极泉穴

按摩方法：把5个手指并拢在一起，放在腋窝下，逆时针和顺时针的方向分别按摩10圈，一共按摩100次。能缓解心悸、心痛和胸闷气短的情况，辅助治疗冠心病和心绞痛。

数脉类

(1) 数脉

脉象特征

脉来五至以上,来去较快。数,言脉之速率增快。

脉象解析

多因邪热鼓动,使其气盛,血随气行,今气盛则血流加速,故见数脉。数而有力为实热,数而无力为虚热,细数为阴虚内热,弦数为肝火亢盛,滑数为痰火实热,浮数为表热。

左手的寸口三部脉象
寸:心——口舌生疮,烦渴头痛
关:肝——肝热郁积,肝火旺
尺:肾——肾虚热,腰膝酸痛

右手的寸口三部脉象
寸:肺——风热犯肺,咳嗽
关:脾——胃热口臭,呕吐
尺:肾——腰背强急,小便赤黄

相兼脉

数兼沉——里热证
数兼细——阴虚内热
数兼洪——热盛
数兼弦滑——肝火痰热

数脉所体现的健康问题

数脉以主热证为其主要临床意义,但心气衰弱时也可见之。因邪热鼓动,血行加速,脉数而有力为实热内盛;若久病阴虚,虚热内生,血行加速,脉数而无力,为虚热证。

> **按摩操作**

选穴——大陵穴

按摩方法：用拇指指尖垂直掐按大陵穴100~200次，每天坚持，能够缓解心绞痛。

(2) 疾脉

> **脉象特征**

快过数者脉名疾，脉搏跳动非常迅速，快到极致，一般来说，一息七到八至。

> **脉象解析**

疾脉是气虚已极之象。伤寒、温病在热极时往往有疾脉出现。实热证阳亢无制，真阴垂危，故脉来急疾而按之益坚。若阴液枯竭，阳气外越欲脱，则脉疾而无力。

左手的寸口三部脉象	右手的寸口三部脉象
寸：心——心火旺盛	寸：肺——肺气将衰
关：肝——肝阴已绝	关：脾——脾阴枯竭
尺：肾——无津液以濡养血脉	尺：肾——阳气盛极

> **疾脉所体现的健康问题**

疾脉是一种比较少见的脉象，多是热病、急病较为严重，到危及生命的阶段才会出现的脉象，比如结核病、心肌炎等。

> **按摩操作**

选穴——内关穴

按摩手法：以一手拇指指腹紧按对侧的内关穴，先向下按，再旋转揉动，两手交替进行，以有酸胀感为佳。若心跳太慢，可用强刺激手法；若心跳太快，手法由轻渐重，同时可配合震颤及轻揉。

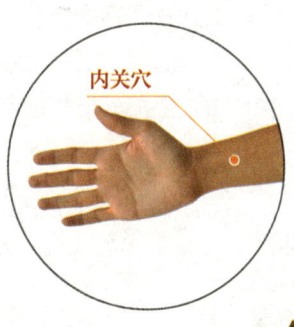

(3) 促脉

> **脉象特征**

脉来数而时有一止，止无定数，脉来急促有间歇。

> **脉象解析**

因血随气行，热则气血行速，故脉来急数；数而时止者，是血在急驰之中，偶有不能接续之状，也可因气郁、血瘀、食滞、痰停之邪，阻滞血行而致数中时止。

左手的寸口三部脉象	右手的寸口三部脉象
寸：心——湿热阳盛，常见为冠心病	寸：肺——气血痰饮，咳嗽、哮喘
关：肝——肝气郁滞，胸痛	关：脾——消化不良，脾胃虚弱
尺：肾——肾气亏损，精关失守	尺：肾——命门火旺，肾阴烧灼

> **促脉所体现的健康问题**

促脉可见之于阳盛实热，气血痰饮，宿食停滞，以及肿痛诸证，但心病见之者则应细辨心病之寒热虚实。兼有气滞、血瘀、停痰、食积、风湿性心脏病、冠心病等。

痰食停滞：气滞、血瘀、痰饮、食积等有形食邪阻滞，脉气接续不及，亦可形成间歇。可针对病因采用疏肝理气、活血化瘀、止咳化痰、健胃消食等疗法。

> **按摩操作**

选穴——胃俞穴

按摩方法：用食指按揉胃俞穴100~200次，每天坚持，能够治疗各种脾胃病。

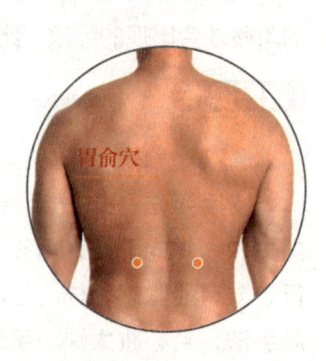

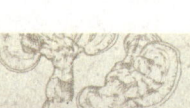

(4) 动脉

脉象特征

脉形如豆，厥厥动摇，滑数有力。脉来流利，频数而搏动有力的状态。

脉象解析

痛则阴阳不和，气血不通，惊则气血紊乱，心突跳，故脉亦应之而突跳，故痛与惊可见动脉。

左手的寸口三部脉象
寸：心——心悸
关：肝——阴寒入体，惊恐
尺：肾——肾阴不足，失精

右手的寸口三部脉象
寸：肺——肺气失和，盗汗
关：脾——心脾不安，动则疼痛
尺：肾——阴虚火热

动脉所体现的健康问题

动脉是阴阳失和、气血冲动的表现，惊恐、气郁、各种痛证可见动脉。妇女妊娠反应期也可出现动脉。

按摩操作

选穴——列缺穴

按摩方法：指尖点按列缺穴，力度要有疼痛酸胀的感觉，持续按压3分钟左右，有宣肺解表、通经活络、通调任脉的作用，可以有效地缓解头痛。

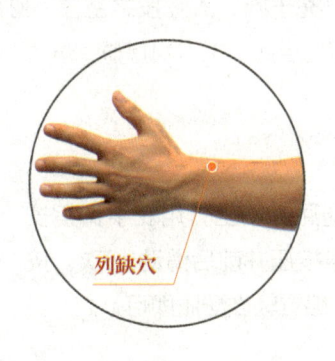

列缺穴

虚脉类

(1) 虚脉

脉象特征

三部脉举之无力，按之空虚。不足为虚。

脉象解析

多因气虚不敛脉管弛缓，气虚无力推动血行，则脉象搏动无力，血虚不足以充盈脉管，按之空虚。血虚则气无所附而外浮，脉道松弛，脉形大而势软。故虚脉可见之于气虚、血虚、气血两虚以及脏腑诸虚。

左手的寸口三部脉象	右手的寸口三部脉象
寸：心——气血两虚，惊悸怔忡	寸：肺——肺气虚
关：肝——肝血虚	关：脾——脾胃虚
尺：肾——阴衰，腰膝酸软	尺：肾——肾阳肾气不足，腰膝酸软

相兼脉

虚兼浮——肺气虚	虚兼表——自汗、盗汗
虚兼沉——里证	虚兼涩——血虚

虚脉所体现的健康问题

主虚证，多为气血不足或脏腑虚证。气血不足，气不足以推行血脉，则脉来无力；血不足以充于脉，故脉按之空虚。脏腑功能低下，精血津液亏损，即各种慢性消耗性疾病，常可见虚脉。

按摩操作

选穴——太冲穴

按摩方法：排双腿屈膝端坐，用左手拇指按太冲穴，沿骨缝的间隙按压并前后滑动20次。按揉不要用太大的力气，感觉轻微酸胀即可。

(2) 细脉

脉象特征

细脉形虽然窄细，应指虽也较弱，但指下感觉分明。

脉象解析

气虚无力推运血行，营血亏少不能充盈脉管，以致脉管收缩变细，故脉体细小而软弱无力，形细如线。

左手的寸口三部脉象
寸：心——血虚，怔忡不寐
关：肝——肝脏阴枯，肝血不足
尺：肾——泄利遗精

右手的寸口三部脉象
寸：肺——气怯呕吐
关：脾——脾虚胀满，气血两虚
尺：肾——下焦虚冷

相兼脉

细兼弦——肝肾阴虚
细兼涩——血虚或血瘀
细兼数——阴虚或血虚有热
细兼微——阳虚阴盛

细脉所体现的健康问题

主虚证。主要指阴虚、血虚，阴血不足脉管不充盈，所以脉象细小。阴阳气血都不足的久病虚证，脉也细小。

按摩操作

选穴——迎香穴

按摩方法：用食指按揉迎香穴100~200次，每天坚持，可防治鼻部疾患，缓解外感疾病。

迎香穴

(3) 微脉

脉象特征

极细而软，按之欲绝，若有若无，如水上浮油。

脉象解析

气血虚衰所致。阳衰气微，无力鼓动，故见微脉。轻取之似无是阳气衰；重按之似无是阴气竭。久病脉微，是正气将绝；新病脉微主阳气暴脱。

左手的寸口三部脉象	右手的寸口三部脉象
寸：心——心阳不足，气血衰弱	寸：肺——气虚，肺气衰弱
关：肝——肝郁气痛	关：脾——脾肾阳衰
尺：肾——肾阴不足	尺：肾——肾阳亏虚

微脉所体现的健康问题

为气血亏虚的脉象，多见于心肾阳衰及暴脱的病人，或慢性虚弱病后元气大虚等。

按摩操作

选穴——三阴交穴

按摩方法：用指腹按揉3~5分钟，再用手指轻轻地推拿1~2分钟，可以加强人体气血运行，补气养血。

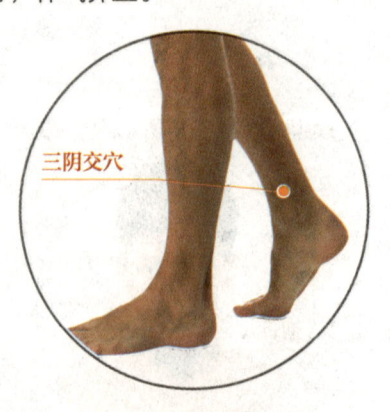

三阴交穴

(4) 代脉

脉象特征

脉来迟中一止，止有定数，良久复来。脉搏间歇时间较长。

脉象解析

一是脉气衰微，气血两虚，不能推动血行而致脉来迟中间有歇止，不能自还；二是突然惊恐，跌打损伤，致使脉气不能相接所致。代脉也有可能见于妊娠初期的孕妇，因五脏精气聚于胞宫，以养胎元，脉气一时不相接续，故见代脉。

左手的寸口三部脉象	右手的寸口三部脉象
寸：心——心气衰竭	寸：肺——肺气虚
关：肝——胸胁胀痛	关：脾——脾虚胃弱
尺：肾——肾阴虚	尺：肾——肾阳虚

代脉所体现的健康问题

风证、痛证。可见于心脏病患者，也可见于一些重症患者，脏器衰竭、极度衰弱的情况下；也见于剧烈疼痛和跌打损伤，经脉受损。

按摩操作

选穴——水沟穴

按摩方法：正坐或仰卧或站立，伸出一只手，食指端置于穴位上，其余四指弯曲，用食指的指尖按揉穴位，两手分别按摩穴位，每次按摩1~3分钟。

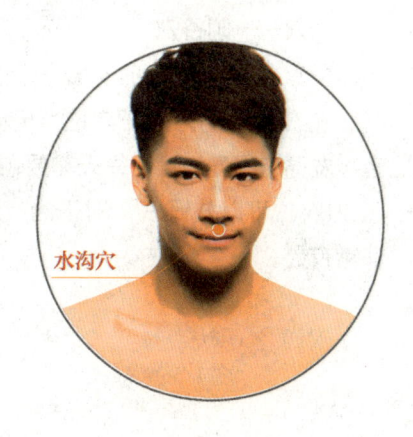

水沟穴

(4) 短脉

脉象特征

首尾俱短，不能满部。脉管搏动范围短小，没有达到寸关尺的长度。

脉象解析

气虚无法统领血液，导致脉搏跳动无法达到寸口部位，脉象短小且虚弱。也可能由于气滞、血瘀或痰湿、食积等因素，阻碍了脉道畅通，使得脉气无法舒展，出现短脉。但短脉有力，因此不能将短脉一概视为虚弱脉象，应注意其力。

左手的寸口三部脉象	右手的寸口三部脉象
寸：心——心气虚弱，心悸	寸：肺——肺气虚损，气喘
关：肝——肝气郁结，肋痛胀满	关：脾——脾虚气滞，嗳气
尺：肾——腹痛	尺：肾——命门火衰

短脉所体现的健康问题

为气虚不足的脉象，气郁、气滞、气逆皆可见短脉。

按摩操作

选穴——阴谷穴

按摩方法：按摩时，要一面缓缓吐气，左右同时用力按压穴位10秒钟，至轻微发痛的程度为止，每天需要耐心地按压30次。可以补肾气，对于治疗多汗也非常有效。

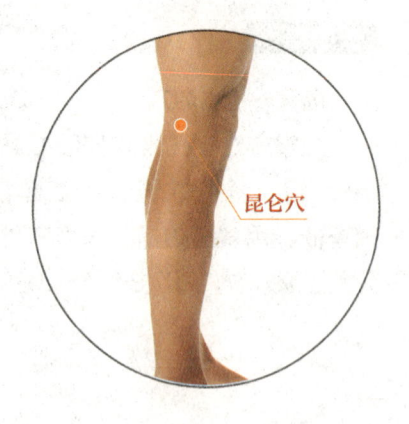

昆仑穴

实脉类

(1) 实脉

脉象特征

指脉之搏动充满寸、关、尺三部脉位,举按均有力。实脉的脉象是浮、中、伏都可能出现的,指下充盈、有力的脉象。实者,阳也,指下寻之不绝,举之有余,曰实。

脉象解析

实脉是脉形大,鼓指有力,是邪气盛实,鼓激气血所致。邪气亢盛,正气不虚,气血充盈于脉管,故脉道坚实,应指有力。平人也可见到实脉,为正气充实,脏腑机能良好之象。

左手的寸口三部脉象
寸:心——心实热,舌强气涌
关:肝——肝火胁痛,肝气郁结
尺:肾——便秘腹痛

右手的寸口三部脉象
寸:肺——肺实热,咽喉肿痛
关:脾——中满气痛,消化不良
尺:肾——相火亢盛

相兼脉

实兼浮——表邪实
实兼洪——实热
实兼沉——里邪实、胀满、闭结、积滞
实兼滑——痰凝

实脉所体现的健康问题

实脉多见于实证,表现为邪气盛而正气未衰。正邪相互斗争,气血充沛,脉道搏动有力。实脉的形成与阳火郁结有关,临床有发狂、谵语、呕吐等症状,也可能为阳毒或饮食所伤。此外,还可能出现大便不畅、气痛等症状。

按摩操作

选穴——云门穴

按摩方法：将食指、中指并拢，按揉云门穴100~200次，能防治肺部疾患。

(2) 长脉

脉象特征

首尾端长，脉动范围超过寸、关、尺三部，脉体较长。长脉迢迢，首尾俱端；直上直下，如循长竿。

脉象解析

在健康状态下，人体正气充沛，百脉无损且通畅，气机升降平衡，脉象呈现长且和缓的特征。若肝阳偏盛，内生阳热，邪气盛行，充斥脉道，加之邪正相争，脉象表现为长且硬直，或有其他兼脉，此类脉象则为病脉。

左手的寸口三部脉象	右手的寸口三部脉象
寸：心——心火过旺	寸：肺——肺气阻塞
关：肝——肝气横逆	关：脾——脾郁气滞
尺：肾——奔豚冲逆	尺：肾——相火偏亢

相兼脉

长兼弦——眩晕，动脉硬化

长脉所体现的健康问题

主阳证、实证和热证。

按摩操作

选穴——阳陵泉穴

按摩方法：取坐位，要按摩的腿屈曲，大拇指置于穴位上，用指腹垂直按揉穴位。用同样的方法按摩对侧的穴位。

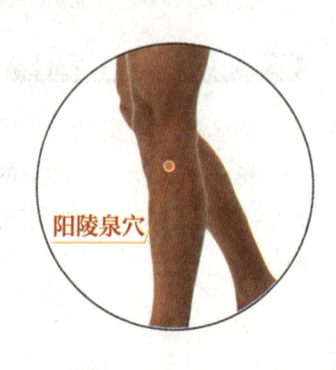

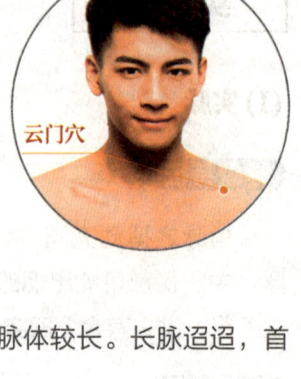

(5) 滑脉

脉象特征

指脉搏应指时起落速度较快，故往来流利，如有珠走于盘，应指圆滑之象。

脉象解析

实邪郁滞体内，致使气实血涌，血流加快，冲动脉管，故致脉来流利圆滑。平和体质的人脉滑而冲和，是营血充实之象，故滑脉亦可见之于平人。妇女妊娠期因要妊养胎儿，故气血充盈，亦可见有滑数之脉，这是气血充盛而调和的表现。

左手的寸口三部脉象	右手的寸口三部脉象
寸：心——心热，痰火扰心	寸：肺——痰饮郁肺
关：肝——肝郁化热，头晕	关：脾——湿热，宿食不化
尺：肾——女性滑而流利为妊娠脉	尺：肾——淋涩尿赤，女性滑而流利为妊娠脉

相兼脉

滑兼浮——风痰	滑兼沉——痰食
滑兼数——痰火或为湿热	滑兼弦——痰聚

滑脉所体现的健康问题

滑脉多主痰饮病、食积和实热病证，亦可见于身体壮实者，以及孕妇。

按摩操作

选穴——头维穴

按摩方法：用拇指指腹按摩头维穴3~5分钟，每天1次，可治疗中风后遗症、高血压等。可以补肾气，对于治疗多汗也非常有效。

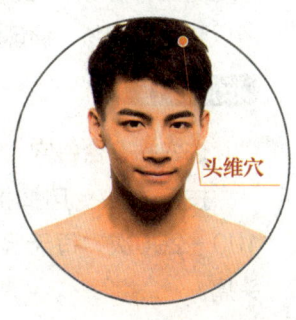

头维穴

(6) 弦脉

脉象特征

端直而长，指下挺然，按之不移，举之应手。说明弦脉是脉管管壁硬而端直，脉象应指明显，坚劲之中又带弹力。

脉象解析

肝主疏泄，调畅气机，脉以柔和为贵，邪气犯肝，疏泄失职，气机不利，疼痛或痰饮，可阻滞气机，故脉气紧张，而出现弦脉。

左手的寸口三部脉象
寸：心——心中痛
关：肝——肝炎、高血压病等
尺：肾——腰痛、腹痛、痰饮

右手的寸口三部脉象
寸：肺——咳嗽，胁痛
关：脾——脾虚伤冷，停饮，腹痛
尺：肾——腰痛、腹痛、足痛

相兼脉

弦兼数——肝胆实火
弦兼浮——支饮，风邪头痛
弦兼紧——诸痛或疝气
弦兼滑——痰饮

弦脉所体现的健康问题

弦脉是临床最常见的脉象之一，肝胆病、各种痛证、痰饮、疟疾病等均可有此种脉象。弦脉是肝胆病的主脉，肝为刚脏，病则经脉筋经紧急，所以脉端直而弦。痛证脉也多现弦脉。

按摩操作

选穴——合谷穴

按摩方法：用拇指指尖用力掐揉合谷穴100～200次，每天坚持，可治疗急性腹痛、头痛。

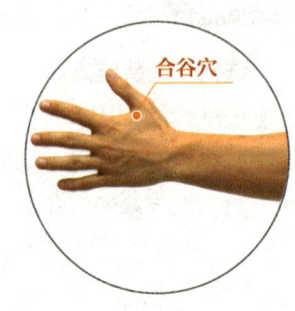

合谷穴

(7) 紧脉

> **脉象特征**

脉束绷急，应指时其状如牵绳转索。

> **脉象解析**

脉见浮紧为寒邪束表，沉紧为里寒。若剧痛、宿食见紧脉，是寒邪、积滞与正气相搏，气机收引，脉道紧束，致使气血向外鼓激，左右冲击，故见脉来绷急，状如切绳。

左手的寸口三部脉象	右手的寸口三部脉象
寸：心——胸痹，胸闷	寸：肺——肺寒咳嗽，支气管炎
关：肝——胁肋胀痛	关：脾——脾胃虚寒，消化不良
尺：肾——女性宫寒，痛经	尺：肾——腹痛，宫寒

> **相兼脉**

紧兼浮——表寒实证	紧兼沉——里寒或痰饮宿食
紧兼弦——主痛、痉病	

> **弦脉所体现的健康问题**

可见之于寒证，常见于寒邪外束或里寒独盛，出现腹痛、关节疼痛等症。

> **按摩操作**

选穴——风府穴

按摩方法：将食指、中指并拢，用两指指腹揉按风府穴2~3分钟，每天坚持按摩，可治疗失语、癫狂、中风等病症。

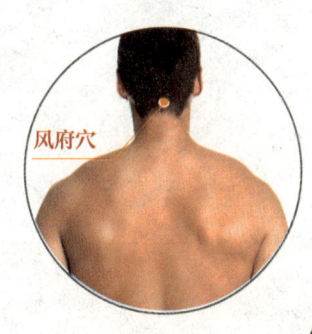

风府穴

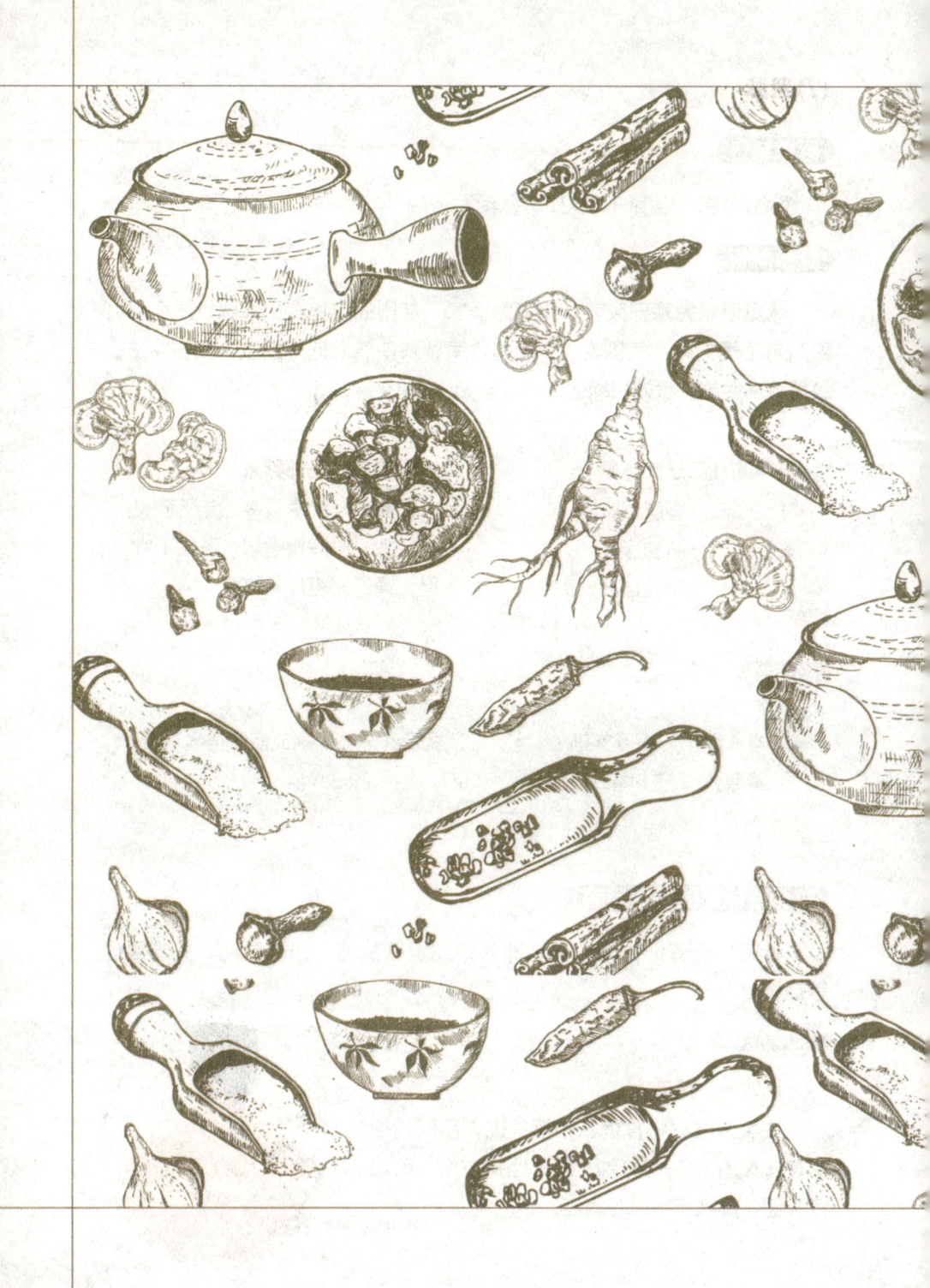

PART 6 常见疾病自我诊疗

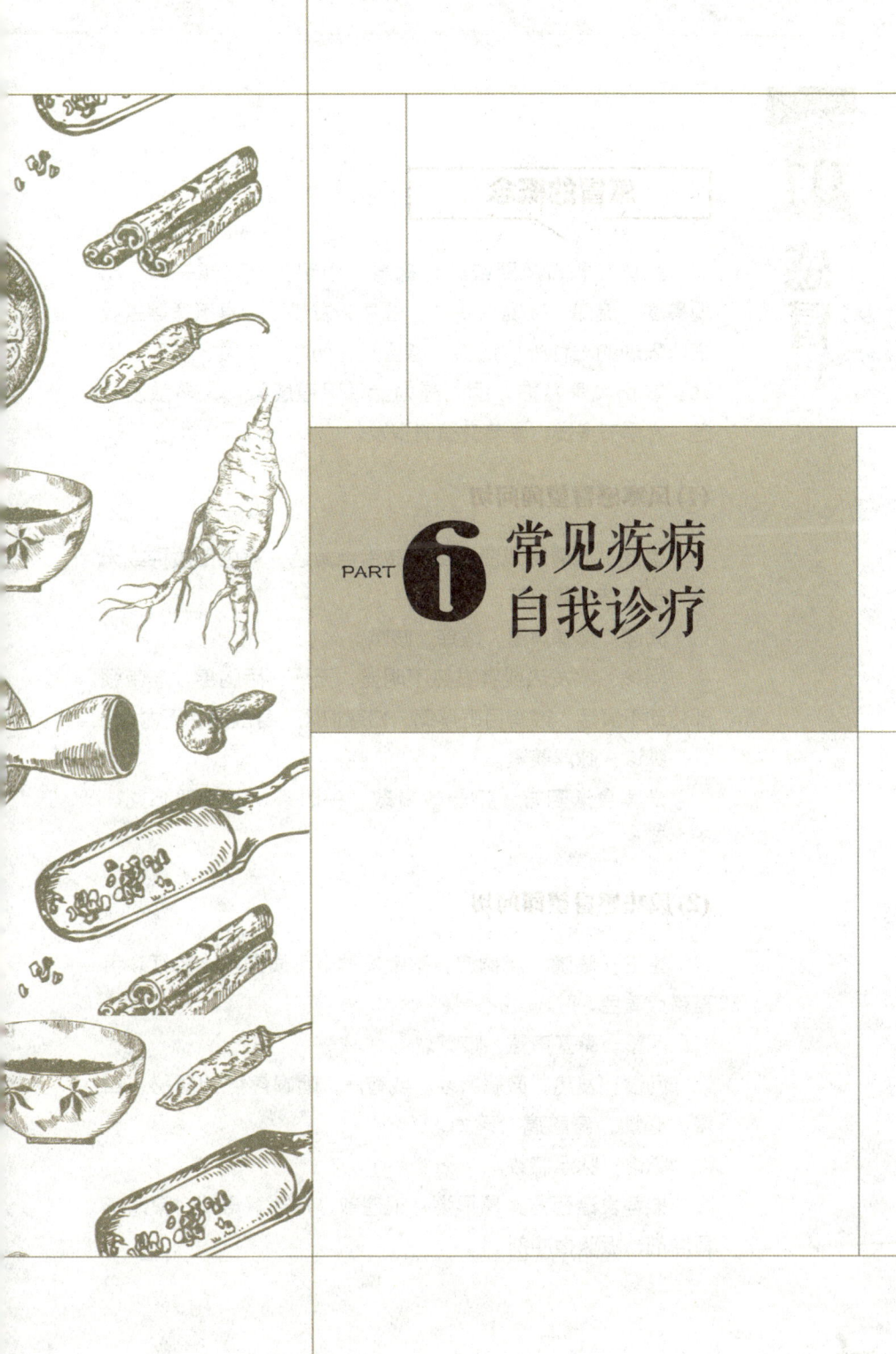

01 感冒

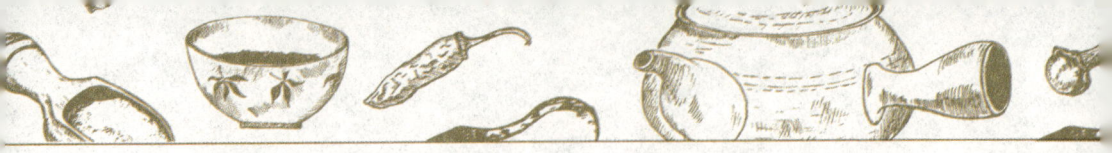

感冒的概念

感冒是触冒风邪或时行病毒，引起肺卫功能失调，出现鼻塞、流涕、喷嚏、头痛、恶寒、发热、全身不适等主要临床表现的一种外感疾病。感冒又有伤风、冒风、伤寒、冒寒、重伤风等名称，西医称为上呼吸道感染。大多散发，冬、春季节多发，季节交替时多发。

(1) 风寒感冒望闻问切

望诊：流清涕或白色或稍微带点黄色，痰色白质稀或无痰，舌无苔或薄白苔。

闻诊：鼻塞声重，喉痒，咳嗽。

问诊：不发热或者发热不明显，无汗，后脑疼，连带颈部转动不灵活，或有目眶疼痛，怕寒怕风，身酸痛，乏力。

脉诊：脉浮兼紧。

推荐食谱药方：荆防败毒散、午时茶、通宣理肺丸、天中茶。

(2) 风热感冒望闻问切

望诊：喷嚏，流稠涕，咳嗽痰稠，舌质通常比较红，舌苔带点黄色。

闻诊：鼻塞声重，咳嗽。

问诊：发热，微恶风寒，或有汗，咽喉疼痛，便秘，口渴，心烦，身酸痛，乏力。

脉诊：脉浮兼数。

推荐食谱药方：葛根粥、银翘散、羚翘解毒片、桑菊感冒冲剂、板蓝根冲剂。

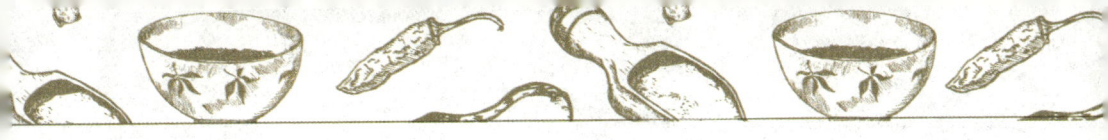

(3) 暑热感冒望闻问切

望诊：面垢，流涕，咳嗽痰黄，小便短赤，舌苔黄腻。

闻诊：咳嗽。

问诊：身热汗出，但汗出不畅，身热不扬，鼻塞，身重倦怠，头昏重痛，胸闷欲呕。

脉诊：脉濡数。

推荐食谱药方：新加香薷饮、苦瓜莲肉荷叶汤、藿香正气水、祛暑丸、暑湿感冒冲剂。

穴位疗法

❶ 风池穴

【取穴】当枕骨之下，与风府穴相平，胸锁乳突肌与斜方肌上端之间的凹陷处。

【按摩】将拇指和食指、中指相对成钳形拿捏风池穴。

❷ 迎香穴

【取穴】位于鼻翼外缘中点旁，当鼻唇沟中。

【按摩】用食指指腹点按迎香穴，以重刺激手法操作。

❸ 合谷穴

【取穴】位于手背，第一、第二掌骨间，当第二掌骨桡侧的中点处。

【按摩】将拇指和食指两指相对置于合谷穴正背面上，用掐法掐按合谷穴。

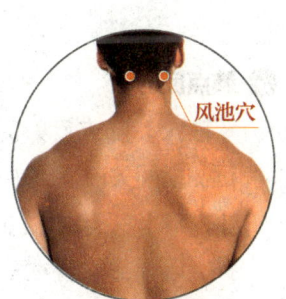

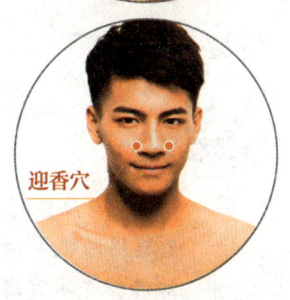

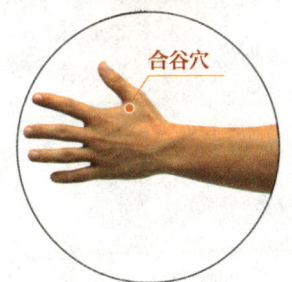

❹ 少商穴

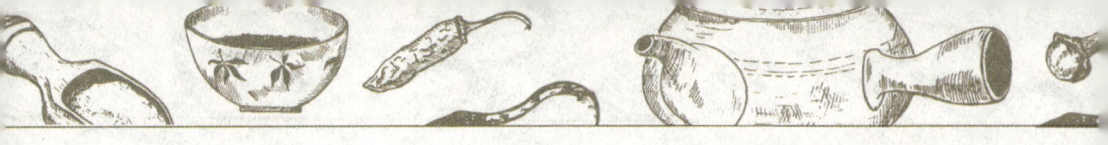

【取穴】位于手拇指末节桡侧,距指甲角0.1寸(指寸)。

【按摩】采用掐法掐按穴1~2分钟,以局部酸痛为宜。

少商穴

❺ 太阳穴

【取穴】位于颞部,当眉梢与目外眦之间,向后约一横指的凹陷处。

【按摩】拇指以顺时针方向按揉太阳穴,拇指弹拨曲池穴,用指尖按揉合谷穴,分别操作3~5分钟。

太阳穴

❻ 肺点反射区

【取穴】肺点反射区位于双手掌面,无名指远侧指间关节横纹中点。

【按摩】采用掐法掐按肺点反射区1~2分钟,以局部酸痛为宜。

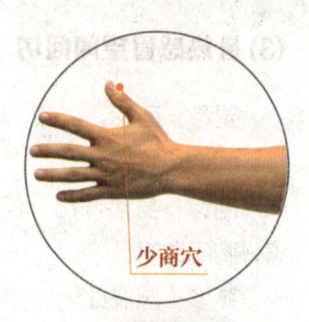

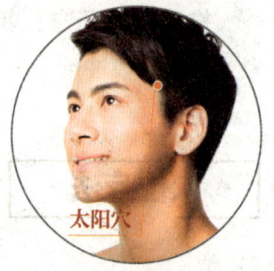

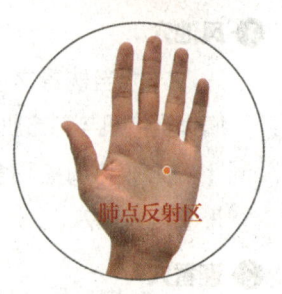

肺点反射区

保健建议:

1. 避免与感冒患者接触,防止二次传染。
2. 忌用油腻荤腥及甘甜食品,故大鱼大肉、糯米甜食、油炸糕等不宜服食。
3. 不宜食辣椒、狗肉、羊肉等辛热的食物,以免伤气灼津、助火生痰。
4. 忌饮酒和浓茶。

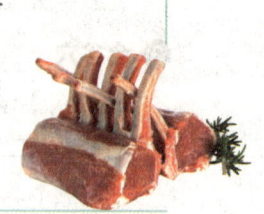

02 咳嗽

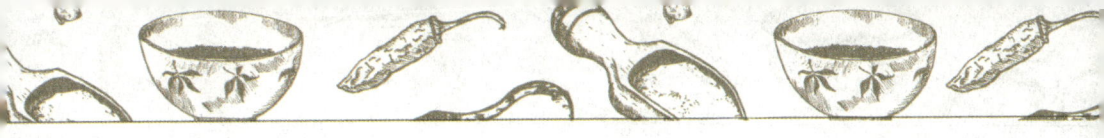

咳嗽的概念

咳嗽是指外感或内伤等因素导致肺失宣肃，肺气上逆，冲击气道，发出咳声或伴咯痰的一种病症。历代将有声无痰称为咳，有痰无声称为嗽，有痰有声谓之咳嗽。临床上多为痰声并见，很难截然分开，因此一并称作咳嗽。

咳嗽主要分外感咳嗽与内伤咳嗽，外感咳嗽是由于外感六淫之邪；内伤咳嗽则是因为饮食、情志等内伤因素，导致脏腑功能失调。

外感咳嗽分风寒、风热和风燥三种，内伤咳嗽由于病因不同，又分肺热咳嗽、痰湿犯肺咳嗽、肝火犯肺咳嗽、肺阴虚咳嗽和肺气虚咳嗽等。

(1) 外感咳嗽望闻问切

风寒咳嗽

望诊：流清涕，咳痰清稀色白，舌质淡，苔薄白。
闻诊：咳嗽声重，气急。
问诊：鼻塞咽痒，头痛，无汗，恶寒重、发热轻。
脉诊：脉浮或浮紧。
推荐食谱药方：清肺口服液，半夏露，通宣理肺丸。

风热咳嗽

望诊：痰黏或黄、黄涕，舌红，苔薄黄。
闻诊：咳嗽频剧。
问诊：鼻塞，咽喉红肿疼痛，咯痰不爽，有汗，发热重、微恶风、头胀痛、口渴。
脉诊：脉浮数或浮滑。

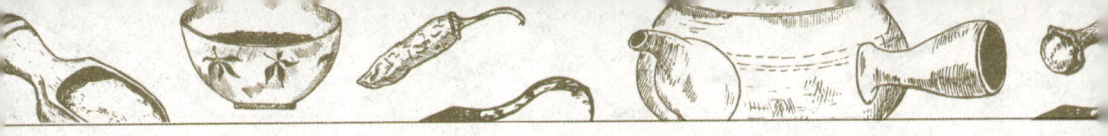

推荐食谱药方：桑菊感冒片，牛黄蛇胆川贝液，羚羊清肺丸。

风燥咳嗽

望诊：无痰或痰少而粘连成丝，或痰中带有血丝，苔薄白或薄黄，舌红少津。

闻诊：咳嗽连声作呛，不易咯出。

问诊：喉痒，口干咽干，唇鼻干燥，伴有鼻塞，头痛，微寒，身热。

脉诊：脉浮数或细稍数。

推荐食谱药方：杏苏二陈丸，川贝枇杷露。

(2) 内伤咳嗽望闻问切

肝火犯肺咳嗽

望诊：咳时面红耳赤，痰量少质黏，或痰如絮状，舌红或舌边尖红，舌苔薄黄少津。

闻诊：上气咳逆阵作。

问诊：痰滞咽喉，咯之难出，咳引胸胁胀痛，咽干口苦。

脉诊：脉弦数。

推荐食谱药方：淡菜山药芡实莲子汤

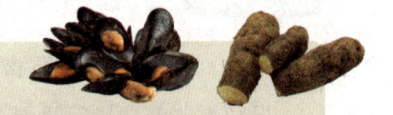

材料：猪骨500克，淡菜干50克，莲子15克，蜜枣2颗，百合10克，芡实20克，山药20克，姜2片，盐适量。

做法：1.将淡菜干用热水烫2小时，直至发松回软，莲子、蜜枣、百合、芡实、山药分别浸泡片刻并清洗干净，将猪骨焯水洗净。
2.将除盐外的所有材料放入汤锅中，并加入适量清水。
3.用大火把汤烧开，然后转小火慢炖1.5小时左右，关火前加入适量食盐调味即可。

功效：莲子、百合润肺止咳、清心安神，山药补脾养胃、生津益肺，几者配伍能清肝火，健脾胃，适合肝火犯肺咳嗽者食用。

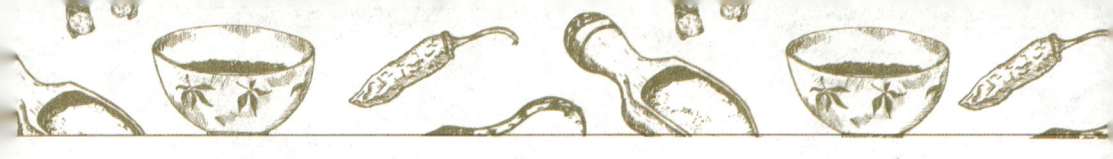

肺热咳嗽

望诊：面赤，痰多稠黏或为黄痰，或咳吐血痰，或痰有热腥味，舌苔薄黄腻，舌质红。

闻诊：反复咳嗽，咳嗽气息急促，咳吐不爽。

问诊：胸胁胀满，或咳引胸痛，或有身热，口干欲饮。

脉诊：脉滑数。

推荐食谱药方：芦根竹沥粥

材料：芦根60克，粳米50克，竹沥30克，冰糖15克。

做法：1.芦根、粳米、竹沥洗净。

2.芦根水煎，滤汁去渣，加粳米和适量水，共煮为稀粥。

3.最后加入竹沥、冰糖即可。

功效：芦根清热生津、除烦止呕，竹沥清热滑痰，二者配伍能清热化痰，缓解肺热咳嗽。

肺阴虚咳嗽

望诊：痰少黏腻色白，或痰中带血丝，舌质红少苔，或舌上少津。

闻诊：干咳，咳声短促，声音逐渐嘶哑。

问诊：口干咽燥，常伴有午后潮热，手足心热，夜寐盗汗。

脉诊：脉细数。

推荐食谱药方：五汁饮

材料：梨汁30克，荸荠汁20克，鲜芦根汁20克，麦门冬汁10克，藕汁25克。

做法：1.将5种液汁一同放入锅内，加水适量。

2.先用武火烧沸，再转文火煮30分钟。

功效：生津止渴，润肺止咳，清热养阴，适合肺阴虚干咳者饮用。

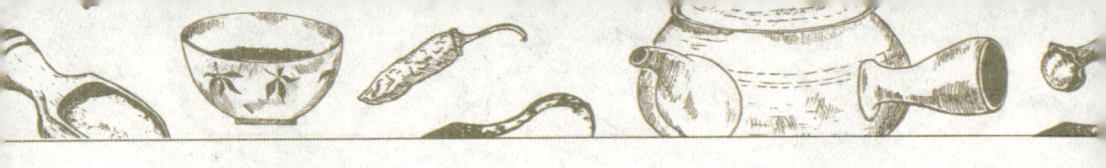

痰湿犯肺咳嗽

望诊：痰多黏腻或色白，易咳出，舌苔白腻。

闻诊：咳声重浊。

问诊：反复发作，早晨咳得比较严重，痰出则咳缓、憋闷减轻，胸闷气憋，体倦，腹胀，大便稀。

脉诊：脉濡滑。

推荐食谱药方： 橘皮饮

材料： 橘皮、杏仁、老丝瓜各10克，白糖少许。

做法： 1.将老丝瓜、橘皮洗净，杏仁去皮一同入锅，加适量水。

2.在武火上烧沸后，用文火煮20~30分钟，稍凉去渣，加入白糖拌匀即成。

功效： 橘皮能理气健脾、燥湿化痰，杏仁祛痰止咳、平喘润肠，二者配伍能燥湿化痰，适合痰湿犯肺咳嗽者。

肺气虚咳嗽

望诊：痰液清稀，面色淡白或苍白，神疲体倦，舌淡苔白。

闻诊：咳喘无力，气不足以息，声音低怯。

问诊：自汗、畏风，容易感冒。

脉诊：脉弱无力。

推荐食谱药方： 党参紫苏茶

材料： 党参5克，陈皮3克，紫苏8克。

做法： 1.砂锅中注入适量清水烧开，放入备好的紫苏、陈皮、党参，搅拌均匀。

2.盖上盖，用小火煮约15分钟即可，代茶饮。

功效： 紫苏具有发散风寒、解郁止呕、行气和胃等功效；党参具有补中益气的功效；陈皮有辛散通温的功效。

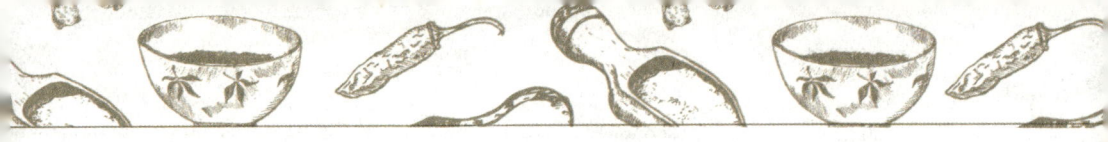

穴位疗法

1 咳喘穴

【取穴】张开手掌，小拇指、无名指指根之间。

【按摩】咳嗽时按压穴位，成人咳嗽每只手按压100下，儿童咳嗽每只手按压几十下。

2 然谷穴

【取穴】位于人体的足内侧缘，足舟骨粗隆下方，赤白肉际。

【按摩】用大拇指用力往下按，直到出现酸胀感，按下去后放松，反复20次左右。

3 涌泉穴

【取穴】在足底部，卷足时足前部凹陷处，约当足底第2、3趾趾缝纹头端与足跟连线的前三分之一与后三分之二交点处。

【按摩】用拇指从足跟向足尖方向涌泉穴处，前后反复地推搓，50~100次。

4 经渠穴

【取穴】手掌平放，掌心与拇指向上，距腕横纹1寸的桡动脉搏动处，即按脉时中指所按之处。

【按摩】在气不顺或上不来气时，用中指指腹揉经渠穴4~5分钟。

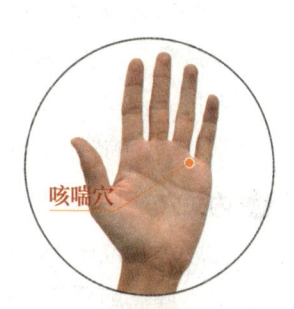

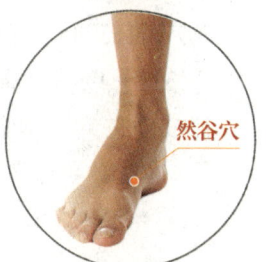

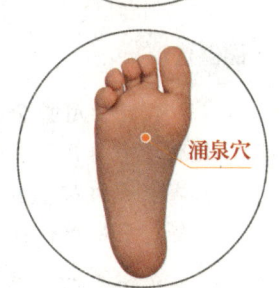

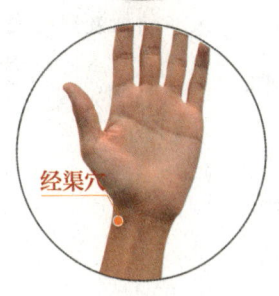

❺ 水泉穴

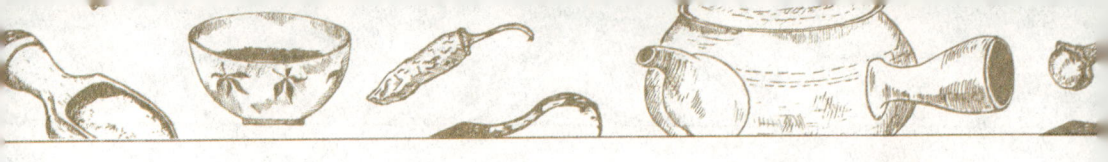

【取穴】在足内侧，内踝后下方，当太溪直下1寸，跟骨结节的内侧凹陷处。

【按摩】用拇指按住水泉穴，先做向心方向推按，再顺时针方向揉按，按摩时以出现酸胀、麻痛的感觉为好，按5~10分钟即可。

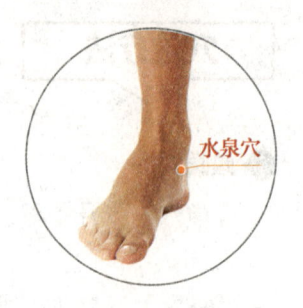

❻ 内关穴

【取穴】位于手腕部内侧，取穴时，手掌向上，握拳或手掌上抬，使其出现两条筋，内关穴就在其间，腕横纹以上两横指处。

【按摩】以右手拇指按压左手内关穴，食指托住外关穴，两指相互按压，一捏一松50下，换另一手再重复50下。

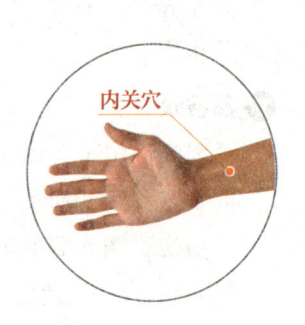

保健建议：

1.宜食用富含蛋白质、维生素C及具有润肺止咳、健脾理气作用的食物，如瘦肉、鸡蛋、牛奶、豆制品、大枣、西红柿、菠菜、大白菜、橘子、枇杷、蜂蜜、核桃等，可以增强机体免疫功能。

2.忌食肥甘厚味、油腻辛辣的食物，如辣椒、芥末、胡椒及烈性酒等，以免损伤脾胃、产生内热而加重病情。

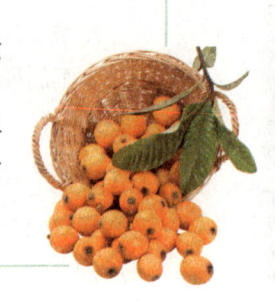

03 哮喘

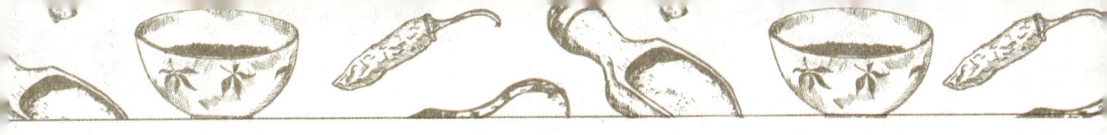

哮喘的概念

哮喘是由于宿痰伏肺，遇诱因或感邪引触，以致痰阻气道，肺失肃降，痰气相博所引起的发作性痰鸣气喘疾患。以喉中哮鸣有声，呼吸气促困难，甚至喘息不能平卧为主要症状。

哮喘呈发作性，发作突然，缓解迅速，一般以傍晚、夜间或清晨为最常见，多在气候变化，由热转寒，以及深秋、冬春寒冷季节发病率高。发作时病人突感胸闷窒息，咳嗽，呼吸气促困难，呼气延长，伴有哮鸣音。为减轻气喘，病人被迫坐位，双手前撑，张口抬肩，烦躁汗出，甚则面青肢冷。发作可持续数分钟、几小时或更长。

由于病因不同，体质差异，哮喘又有寒性哮喘、热性哮喘、肺肾两虚之分。

(1) 寒性哮喘望闻问切

望诊：痰多白沫，鼻流清涕，面色淡白，舌淡红，苔白滑。
闻诊：咳嗽气喘，喉间有痰鸣音。
问诊：形寒肢冷，恶寒无汗。
脉诊：脉浮滑。
推荐食谱药方：通宣理肺口服液，杏苏止咳糖浆。

(2) 热性哮喘望闻问切

望诊：咯痰稠黄，尿黄便秘，舌质红，苔黄腻。
闻诊：咳嗽哮喘，声高息涌，喉间哮吼痰鸣。
问诊：胸膈满闷，身热，面赤，口干，咽红。
脉诊：脉滑数。

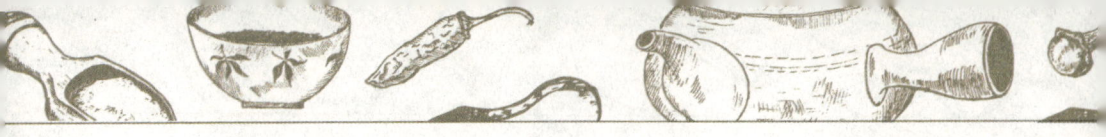

推荐食谱药方：复方蛇胆川贝末，青石冲剂，海珠喘息定片。

(3) 肺肾两虚型哮喘望闻问切

望诊：面色欠华，小便清长，舌淡苔薄腻。
闻诊：哮喘持续不已，动则喘甚，喉中痰吼。
问诊：病程较长。
脉诊：脉细弱。
推荐食谱药方：蛤蚧定喘丸，固肾定喘丸。

穴位疗法

❶ 定喘穴

【取穴】在肩背部，后正中线上第七颈椎棘突下方凹陷处，两侧旁开0.5寸处。

【按摩】以食指指腹揉按穴位处，每日2～3次，每次左右各3分钟。

❷ 曲池穴

【取穴】位于肘横纹外侧端，屈肘，当尺泽与肱骨外上髁连线中点。

【按摩】用拇指弹拨曲池穴3～5分钟，可防治肩臂肘疼痛。

❸ 天突穴

【取穴】前正中线胸骨切际凹陷处。

【按摩】按摩时可采取仰卧位或端坐的姿势，用中指的指腹按揉穴位。按压时力度要均匀、柔和，不可用力过猛，以防伤害喉咙。每天早晚各做1次，每次点揉3～5分钟即可。

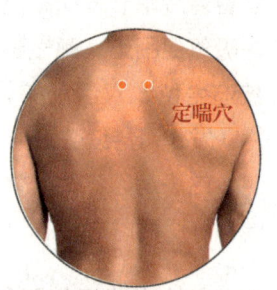

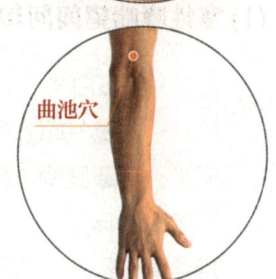

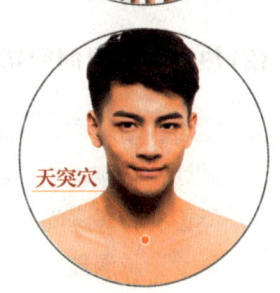

❹ 大椎穴

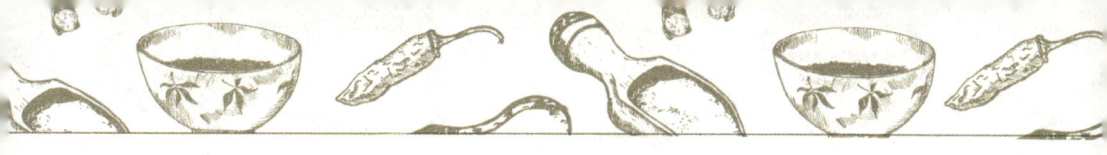

【取穴】位于项背部第七颈椎棘突下凹陷中。

【按摩】一面缓缓地吐气,一面用力按压6秒钟,重复做3次。

❺ 内关穴

【取穴】位于手腕部内侧,取穴时,手掌向上,握拳或手掌上抬,使其出现两条筋,内关穴就在其间,腕横纹以上两横指处。

【按摩】以右手拇指按压左手内关穴,食指托住外关穴,两指相互按压,一捏一松50下,换另一手再重复50下。

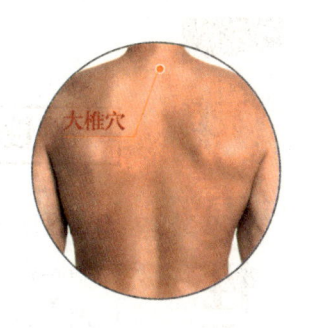

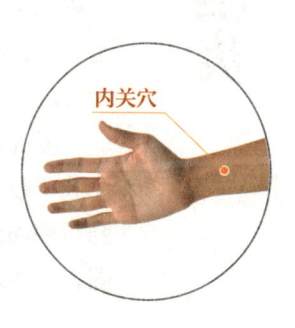

> 保健建议:
>
> 1.宜食用宣肺散寒、化痰平喘的食物,如萝卜、油菜等。
>
> 2.宜食用营养丰富、易消化流质食物或软食,多喝开水,可以控制哮喘。
>
> 3.忌食刺激性及过甜的食物和冷饮,如大蒜、芫荽、洋葱、芥菜、巧克力等,以免诱发哮喘。

04 慢性咽炎

慢性咽炎的概念

慢性咽炎指慢性感染所引起的咽部伴有干、痒、隐痛、异物感为主证的疾病。在中医学中没有完全明确的名词指代慢性咽炎，多称为"慢喉痹""虚火喉痹"，《黄帝内经》的"嗌干"、《金匮要略》的"咽干"，《医宗金鉴·外科心法要诀》的"慢喉风"等证也与慢性咽炎证候大致相同。

慢性咽炎泛指咽部干燥，失其润泽的证候，病机多为津液布散失常，或津液不能上承所致。因咽上与口鼻，下与肺胃相通连，故与肺、胃等脏腑有关。慢性咽炎由于病机不同，主要分为肺虚型、肾虚型和脾虚型三种。

(1) 肺虚型慢性咽炎望闻问切

望诊：舌质淡白无华而瘦，痰涎较多而易咯。

闻诊：时时咳嗽一下。

问诊：咽喉微干微痛，神疲乏力，食欲不振，睡眠不佳，小便频频而量少。

脉诊：脉象细、小、软。

推荐食谱药方：清咽茶，百合固金丸，养阴清肺丸。

(2) 肾虚型慢性咽炎望闻问切

望诊：少痰，稠厚难咯，舌少苔甚至无苔，质红。

闻诊：阵发性作痒，痒后即干咳不止，愈咳愈难受。

问诊：眩晕头痛，急躁易怒，情绪不易稳定。有烧灼感觉的刺痛；大便干结难解，常有便秘。

脉诊：脉多细数或虚数。

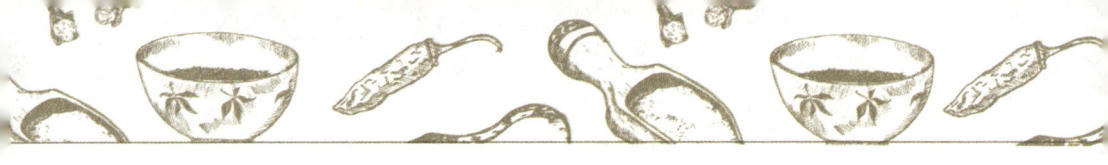

推荐食谱药方： 白萝卜青果饮

材料： 白萝卜250克，青果50克。
做法： 1.将白萝卜洗净，切块；青果洗净，打碎。
2.白萝卜和青果一同放入锅中，加入适量清水煎煮，煮透取汁即可。

功效： 清热利咽、生津解毒。

(3)脾虚型慢性咽炎望闻问切

脾阳虚

望诊：舌薄苔，亦有薄腻者，质嫩、胖、淡白，甚至舌边有齿印。
闻诊：频频咳嗽。
问诊：大便溏薄或不成形，病程漫长，难以痊愈，四肢沉重无力，胸前窒闷，入冬怕冷甚于常人，口干燥而不思饮水。
脉诊：脉软弱无力。

脾阴虚

望诊：形体瘦弱，大便干结，舌少苔或无苔，甚至出现裂纹或剥脱。
闻诊：频频咳嗽。
问诊：心烦易怒，频频求饮。
脉诊：脉细数。

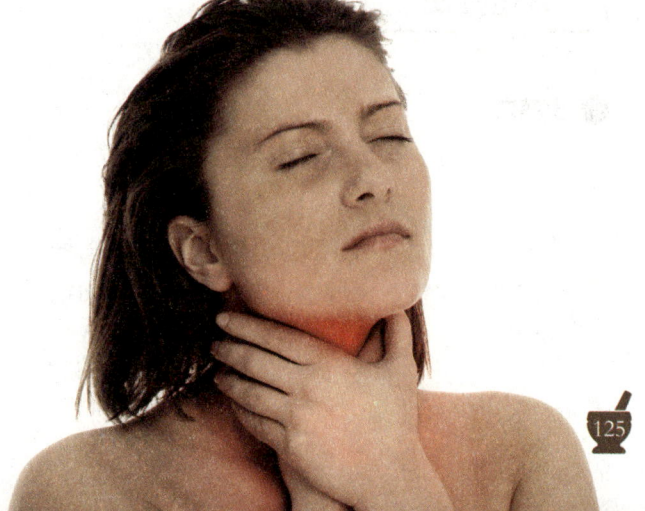

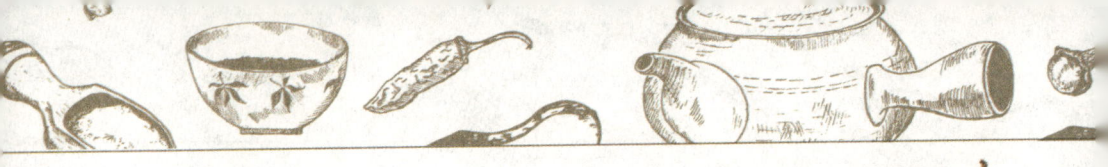

推荐食谱药方： **人参茯苓茶**

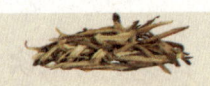

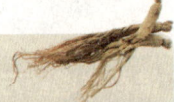

材料： 炙甘草9克，人参、白术各15克，茯苓、红枣各10克，姜片适量，白糖20克。

做法： 1.砂锅中注入适量清水烧开，加入炙甘草、人参、白术、茯苓、红枣、姜片。
2.盖上盖，烧开后用小火煮30分钟。
3.放入白糖，煮至溶化。

功效： 此茶由经典名方四君子汤加一味红枣煎煮而成，具有益气健脾、补血的作用，可调理脾胃虚导致的病症。

推荐食谱药方： **石斛麦冬瘦肉汤**

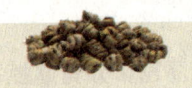

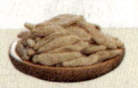

材料： 石斛14克，麦冬12克，蜜枣2颗，瘦肉300克，盐适量。

做法： 1.石斛和麦冬用水浸泡30分钟，瘦肉洗干净后剁成肉糜。
2.将瘦肉连同石斛、麦冬和蜜枣一起放进炖盅，加入适量的水。
3.大火烧开后，转小火慢炖2小时，出锅前加入盐调味即可。

功效： 石斛益胃生津，滋阴清热，麦冬养阴生津，润肺清心。

穴位疗法

❶ 少商穴

【取穴】位于手拇指末节桡侧，距指甲角0.1寸（指寸）

【按摩】将大拇指伸出，用该只手的食指和中指轻轻夹住此大拇指，另一只手的大拇指弯曲，用指甲尖垂直掐按，以出现刺痛感为

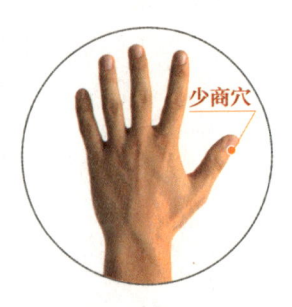

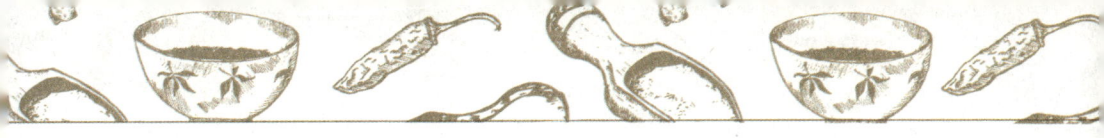

宜，左右各按摩1~3分钟。

② 鱼际穴

【取穴】将大拇指伸直，在大拇指根部这一块隆起的肌肉是大鱼际，在大拇指根部和手腕连线的中点，就是鱼际穴。

【按摩】用一只手的手掌握着另一只手的手背，大拇指弯曲，用掐法按摩。以出现痛感或酸胀感为宜。每次按摩1~3分钟。

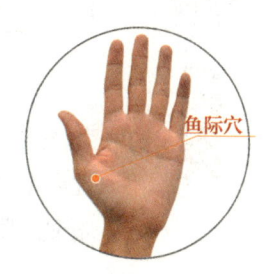

③ 照海穴

【取穴】照海穴位于足内侧，内踝尖下方凹陷处。按压时，感到酸、麻、胀即可。

【按摩】取坐位，把要按摩的脚放在另一条腿的膝盖上。一只手扶住小腿，另一只手握住脚踝，大拇指置于穴位上。用大拇指指腹按揉穴位，用同样的方法按摩另一侧穴位，以出现酸痛感为宜，每天早晚各按摩1次，每次按摩1~3分钟。

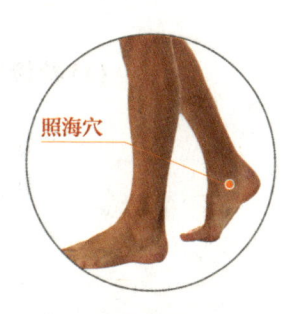

④ 尺泽穴

【取穴】肘关节内侧横纹中，靠外侧凹陷处。

【按摩】伸臂向前，稍弯曲，另一手掌轻托住肘部，弯曲大拇指，以指腹按压，至有酸痛感为宜，每次按摩1~3分钟。

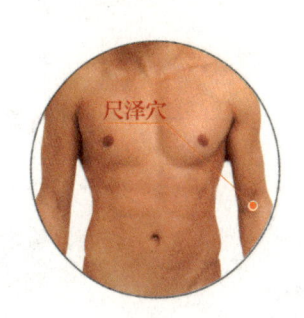

保健建议：

1. 宜多食用清热利咽、富含维生素的食物及新鲜蔬果，如西瓜、猕猴桃、无花果、甘蔗、梨、芹菜、梅、西红柿、萝卜等。

2. 不宜食用辛辣刺激、油腻煎炸、腌制的食物，如葱、蒜、姜、花椒、辣椒、桂皮、炸鸡腿等；忌烟、酒、咖啡等。

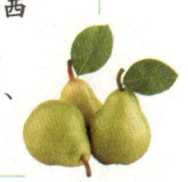

05 鼻炎

鼻炎的概念

鼻炎是鼻黏膜或黏膜下组织因为病毒感染、病菌感染、刺激物刺激等，导致鼻黏膜或黏膜下组织受损，所引起的急性或慢性炎症，是一种常见疾病。其症状和感冒类似，主要表现为鼻塞、鼻痒、流鼻涕、喉部不适等。

《黄帝内经》认为"肺开窍于鼻"，因此鼻炎的问题源于肺，是脏腑功能失调，再加上邪气侵袭鼻窍而致。中医将鼻炎分为肺脾气虚型和气滞血瘀型。

(1) 肺脾气虚型鼻炎望闻问切

望诊：咳嗽痰稀，流稀涕，面色㿠白，便溏，舌质淡红，苔薄白，检查可见鼻内黏膜肿胀淡红。

闻诊：交替性鼻塞，或鼻塞时重时轻。

问诊：遇寒时症状加重，食欲欠佳，头微胀不适。

脉诊：脉弦细。

推荐食谱药方：补中益气丸，陈夏六君子丸等。

(2) 气滞血瘀型鼻炎望闻问切

望诊：咳嗽多痰，涕多或黄稠或黏白，舌质红或有瘀点，检查可见鼻甲肿实暗红，呈桑椹样。

闻诊：鼻塞无歇，语言不畅。

问诊：嗅觉迟钝，耳鸣不聪。

脉诊：脉弦细。

推荐食谱药方：复方丹参片，千柏鼻炎片等。

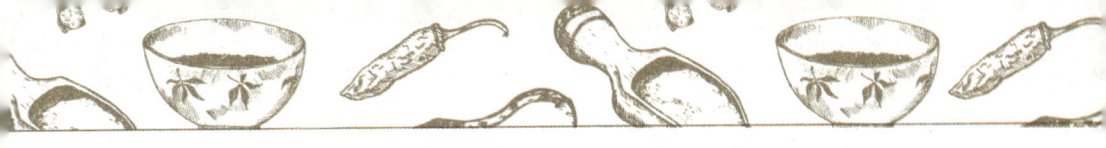

穴位疗法

❶ 印堂穴

【取穴】位于两眉正中间。

【按摩】按摩印堂穴时，可正坐或仰卧或站立，中指置于穴位上，以指腹按揉穴位，每天早晚左右手轮流按摩穴位，先左后右，以出现酸、痛感为宜，每次按摩1~3分钟。

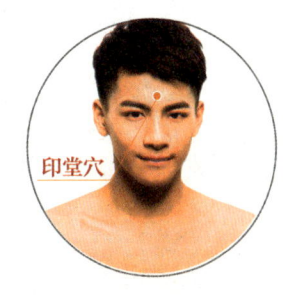

❷ 合谷穴

【取穴】一手的拇指第一个关节横纹正对另一手的虎口边，拇指屈曲按下，拇指指尖所指处就是合谷穴。

【按摩】轻握空拳，拇指与食指指尖相触，另一只手轻轻握住该拳头，用大拇指指腹垂直按压穴位，出现酸痛胀感为宜，左右各按摩1~3分钟。

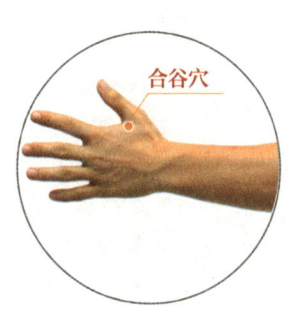

❸ 上星穴

【取穴】在前额发际线的正中央直上1寸。

【按摩】食指与拇指轻揉穴位，至微微发热为宜，顺、逆时针各揉按50次即可。

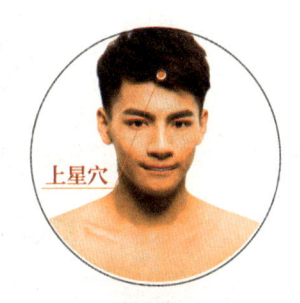

❹ 迎香穴

【取穴】位于鼻翼两侧的凹陷处。

【按摩】用双手的食指分别按摩两侧的迎香穴，稍微用下力气，然后慢点按摩，鼻翼的两侧感到酸胀为宜，每次2分钟左右。

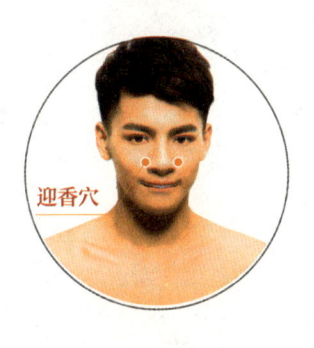

❺ **玉枕穴**

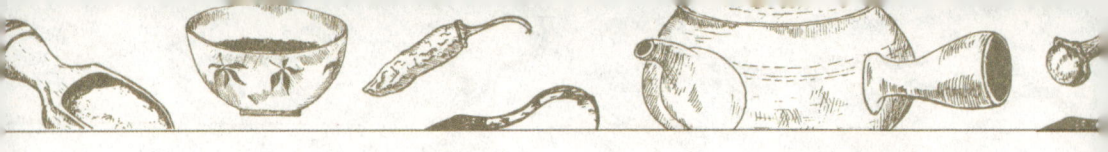

【取穴】在后头部，当后发际正中直上2.5寸，旁开1.3寸，平枕外隆凸上缘的凹陷处。

【按摩】用双手的大拇指分别按住玉枕穴，然后用大拇指的指腹用力地横向抹玉枕穴，力度以感到有酸胀感最为合适，每次3~5分钟。

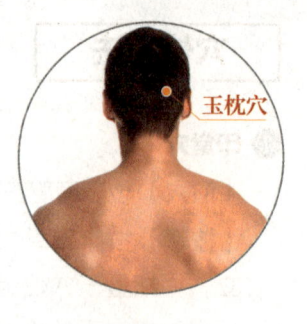

保健建议：

1. 保持室内空气流通，减少尘螨和其他过敏原。在室外尽量避免接触过敏原，如花粉、灰尘、动物毛发等。进行药物治疗，如抗组胺药、皮质类固醇药等。

2. 维持适宜湿度，室内湿度不能太高或太低，过干或过湿都会刺激鼻黏膜，引起鼻炎。

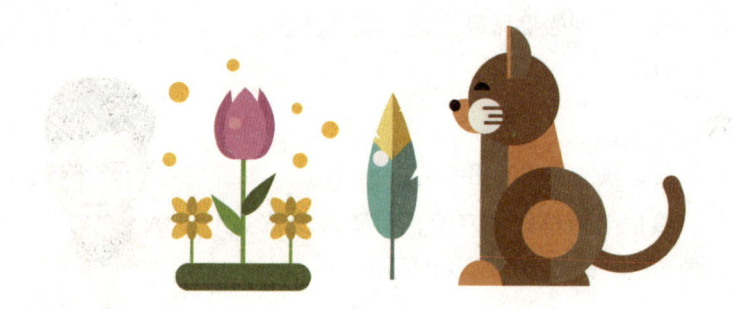

06 腹泻

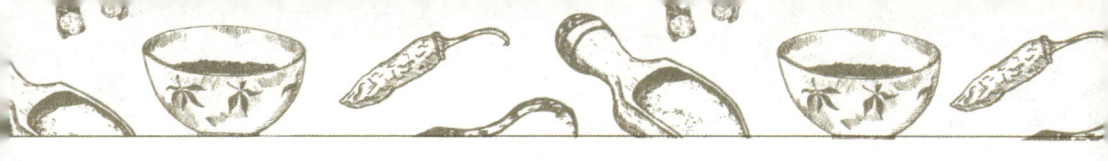

腹泻的概念

腹泻中医称为"泄泻",以大便次数增多,粪质稀薄,甚至泻出如水样为临床特征。

泄与泻在病情上有一定区别,粪出少而势缓,若漏泄之状者为泄;粪大出而势直无阻,若倾泻之状者为泻,然近代多泄、泻并称,统称为泄泻。是一种常见的脾胃肠病症,一年四季均可发生,但以夏秋两季较为多见。

腹泻按时间的长短分为暴泻和久泻,暴泻按病因、病机分为寒湿泄泻、湿热泄泻、暑湿泄泻和伤食泄泻四类;久泻按病因、病机分为肝郁泄泻、脾虚泄泻和肾虚泄泻。

(1)暴泻望闻问切

寒湿泄泻

望诊:泻下水粪相杂,色青,或稀薄如溏,舌淡苔白。
闻诊:粪便无明显臭味。
问诊:腹痛肠鸣,泻前腹中绞痛,口淡不渴。
脉诊:脉沉紧或沉滑。

推荐食谱药方:缓泻消痛茶

材料: 茯苓12克,白术12克,生姜15克,红糖适量。

做法: 1.将茯苓、白术清洗干净,去皮洗净的生姜切片。
2.汤锅中注水烧热,倒入茯苓、白术、生姜片,盖上盖子,烧开后用小火煮约20分钟,至材料析出有效成分。
3.揭盖,加入备好的红糖,关火后盛出煮好的茶即可。

功效: 茯苓与白术是健脾益胃、利水渗湿的好搭档,加上温中散寒的生姜、散寒补虚的红糖制作的药茶,能防治寒湿、脾虚腹泻。

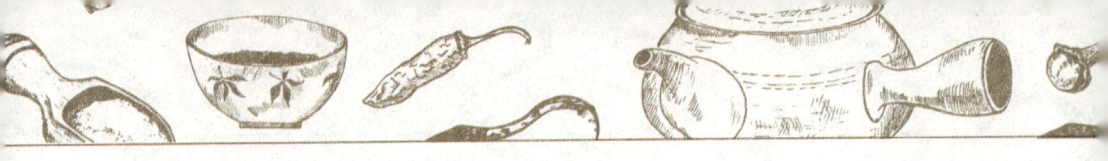

湿热泄泻

望诊：粪色黄褐黏秽，舌苔黄而厚腻。

闻诊：泻下热臭。

问诊：小便短赤，甚或发热，肛门灼热，腹痛则泻，泻下急迫，腹痛拒按，心烦口渴。

脉诊：脉滑数。

推荐食谱药方：芩芍乌梅茶

材料： 黄芩10克，白芍、乌梅各5克，绿茶1.5克。

做法： 1.将药材研为粗末。

2.放入保温杯中，用沸水冲泡，加盖闷20分钟，代茶饮用。

功效： 清热燥湿，养阴敛肠。主治湿热泄泻引起的便稀发臭、肛门发红。

暑湿泄泻

望诊：泻下秽浊，甚或水泻如注，汗出面垢，舌红或尖边红，苔黄腻。

闻诊：肠鸣。

问诊：腹痛，阵阵增剧，胸闷腹胀，恶心欲吐，身热。

脉诊：脉浮数或弦滑。

推荐食谱药方：藿香白豆蔻茶

材料： 藿香5克，白豆蔻1.5克，生姜2片。

做法： 1.将材料放入杯中，以沸水冲泡，加盖闷10分钟。

2.或煎汤取汁，或加红糖调味，代茶饮用。每日1剂。

功效： 利气祛湿，芳香化浊，对暑湿引起的腹泻有很好的治疗效果。

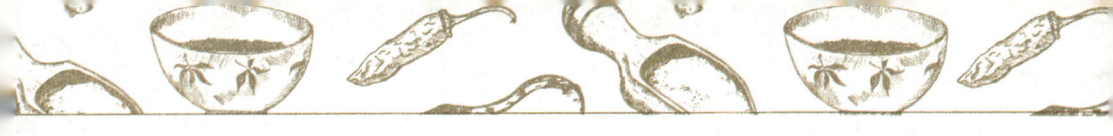

伤食泄泻

望诊：泻下黏滞腐臭，舌苔白腻或垢浊，多嗳气矢气。

闻诊：臭如败卵。

问诊：腹痛即泻，泻后痛缓，腹胀闷不减。

脉诊：脉滑或沉弦。

推荐食谱药方： 山楂乌梅甘草茶

材料：乌梅40克，干山楂20克，甘草10克，蜂蜜适量。

做法：1.砂锅注水，用大火烧开，放入洗净的乌梅、干山楂、甘草。
2.盖上盖，用小火煮约20分钟，搅拌片刻，调入蜂蜜即可。

功效：山楂具有消食化积、行气散瘀等功效，乌梅善于涩肠止泻，甘草能补脾益气，三者搭配煎茶饮用，能促进消化，适用于伤食腹泻。

(2) 久泻望闻问切

脾虚泄泻

望诊：面色萎黄，精神倦怠，舌质淡，苔薄白。

问诊：纳呆食少，大便次数增多，时溏时泻，一般溏多于泻，早晨、食后、劳累后易泻，或食油腻后便次明显增多，便前常微有腹痛。

脉诊：脉缓，或细弱。

推荐食谱药方： 砂仁炖瘦肉汤

材料：瘦肉400克，春砂仁10颗，红枣5颗，盐适量。

做法：1.瘦肉洗干净后，剁碎，春砂仁洗净。
2.把瘦肉和砂仁放入炖盅，加入红枣，倒入水，隔水炖1.5~2.0小时。
3.关火前加入适量盐调味即可。

功效：此汤有化湿开胃、温脾止泻之功效，适合脾虚患者。

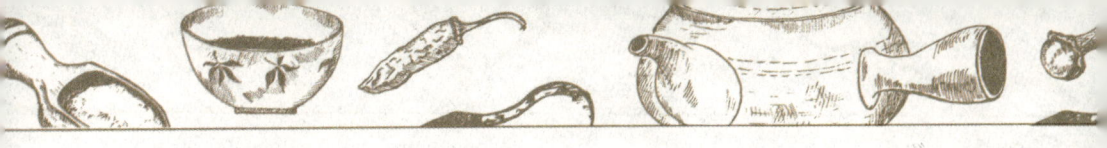

肝郁泄泻

望诊：便下溏薄，色黄白，苔薄白。

问诊：吃饭之后没多久就腹泻，腹胀痛或疼痛，伴有胸胁痞满，嗳气少食。

脉诊：脉弦。

推荐食谱药方： **鲍鱼仔花菇黄芪汤**

材料： 鸡肉500克，鲍鱼仔3个，花菇3朵，黄芪10克，沙参10克，玉竹10克，枸杞适量，无花果5颗，蜜枣2颗，姜3片，盐适量。

做法： 1.鲍鱼仔洗净，水浸5小时，蜜枣、枸杞洗净，其他材料泡20分钟后洗净。

2.鸡肉洗干净后焯2分钟，去血水去沫，捞出待用。

3.将除瘦肉、盐外的所有材料一起放入锅内，加适量清水，大火煮滚后放入瘦肉，转小火煲2小时，出锅前调入适量盐即可。

功效： 鲍鱼仔滋补肝肾，花菇益味助食，沙参润肺益胃，玉竹滋阴润燥，无花果清肺润肠，枸杞滋补肝肾，蜜枣补中益气，黄芪补气固表。

肾虚泄泻

望诊：身倦神疲，舌淡苔白。

闻诊：肠鸣。

问诊：腹痛，便意急迫，泻后痛止，多发生晨起，平时腹中不温，手足不温，或大便不调。

脉诊：脉沉细。

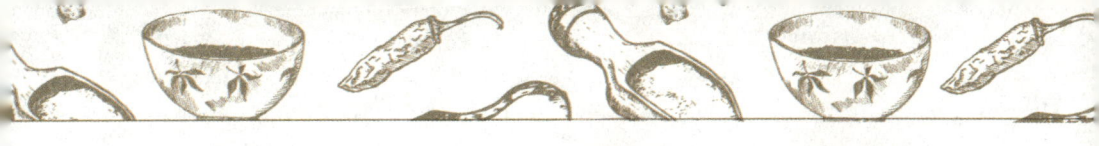

推荐食谱药方： 四神汤

材料： 猪骨700克，芡实30克，山药15克，薏苡仁30克，茯苓20克，莲子15克，盐适量。

做法： 1.薏苡仁和芡实提前用水浸泡30分钟，猪骨洗净。

2.锅里加入适量的水加热，将猪骨放入锅里焯水，去掉血水后捞出来备用。

3.将猪骨、薏苡仁、莲子、山药、芡实和茯苓放入锅里，倒入适量清水。

4.大火烧沸后，转小火烧煮1小时，关火前加入适量盐调味即可。

功效： 芡实、薏苡仁、茯苓、莲子这四味能补益脾阴、厚实肠胃的中药，与山药、猪骨一起煲汤，对于老年人消化不良、腹泻等有一定辅助调理作用。

穴位疗法

❶ 太白穴

【取穴】站姿或坐姿，观察双脚内侧，大脚趾后下方赤白肉际凹陷处。

【按摩】取坐位，抬起一条腿，一只手握住脚踝，另一只手大拇指置于穴位上，用指腹垂直按压穴位，以出现酸胀的感觉为宜，每天早晚各按摩1次，每次1~3分钟。

❷ 公孙穴

【取穴】足内侧缘大趾本节后1寸，第一跖骨基底部的前下方。

【按摩】握住足背，另一只手大拇指弯曲，用指尖垂直按揉穴位，以出现酸、麻、痛的感觉为宜，每天早晚各按摩1次，每次1~3分钟。

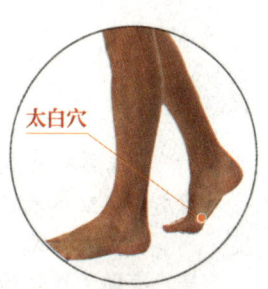

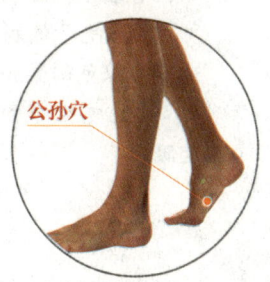

❸ 梁门穴

【取穴】弯曲大拇指，用其他四指从肚脐处向上量取3寸，然后用大拇指在3寸处继续上量1寸，旁开2寸左右位置就是。

【按摩】正坐、仰卧或站立，食指和中指并拢伸直，其余三指屈曲，中指指腹置于穴位上，垂直向下按揉，同时用食指指腹按揉周围穴位，以出现酸痛为宜，每次按摩1~3分钟。

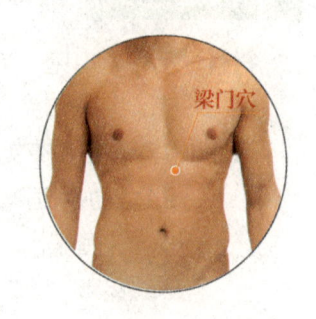

❹ 天枢穴

【取穴】在腹中部，距脐中2寸。

【按摩】正坐或仰卧，双手各按与手同侧的穴位，食指和中指并拢，指腹置于穴位上，用力向下按揉，至出现酸痛为宜，每天早晚各按摩1次，每次1~3分钟。

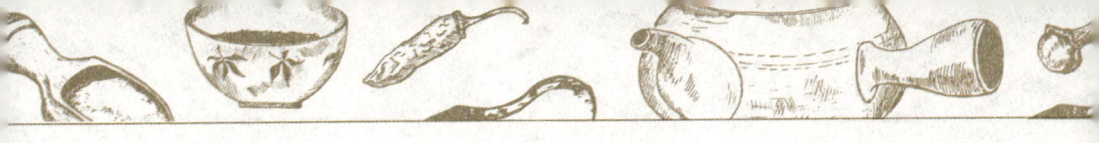

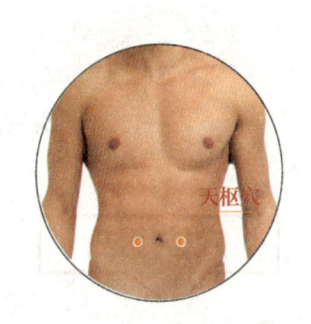

保健建议：

1. 注意补充水分，腹泻会导致身体失水，要及时补充适量的清水、淡盐水或者口服补液盐水溶液等，以防脱水。

2. 宜吃清淡、低纤维的食物，如米粥、面条、土豆、胡萝卜等，有助于减轻肠道负担。

3. 忌吃辛辣刺激、油腻、高脂食物，如辣椒、油炸食品、猪油等，以免刺激肠道引起腹泻加重。

4. 忌吃生冷食物，如生鲜蔬果、冰淇淋等，以免刺激肠胃引起腹泻。

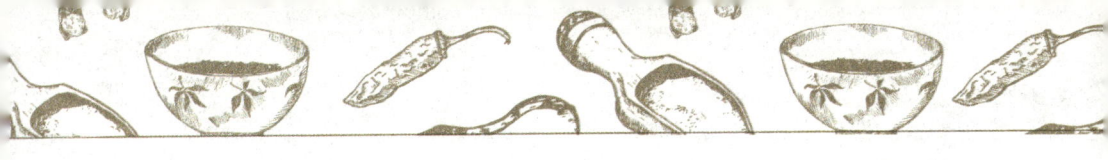

呕吐的概念

呕吐是胃失和降、胃气上逆所致的以饮食、痰涎等胃内之物从胃中上涌，自口而出的一种病症。有声无物曰呕，有物无声曰吐，有声有物曰呕吐。呕与吐常同时发生，很难完全分开，因此常并称为呕吐。

呕吐的病因是多方面的，且常相互影响，兼杂致病，中医主要将呕吐分为饮食停滞型、痰饮内停型、肝气犯胃型、脾胃虚弱型。

(1) 饮食停滞型呕吐望闻问切

望诊：大便或溏或结，苔厚腻。

闻诊：呕吐物酸腐，大便气味臭秽。

问诊：脘腹胀满拒按，嗳气厌食。

脉诊：脉滑实。

推荐食谱药方：保和丸，四磨汤口服液。

(2) 痰饮内停型呕吐望闻问切

望诊：呕吐物多为清水痰涎，苔白腻。

闻诊：呕而肠鸣。

问诊：胸脘满闷，不思饮食，头眩心悸。

脉诊：脉滑。

推荐食谱药方：藿香正气口服液，二陈丸。

(3) 肝气犯胃型呕吐望闻问切

望诊：嗳气频作，舌边红，苔薄白。

问诊：呕吐吞酸，因情志不遂而呕吐吞酸更甚，胸胁胀满，烦闷不舒。

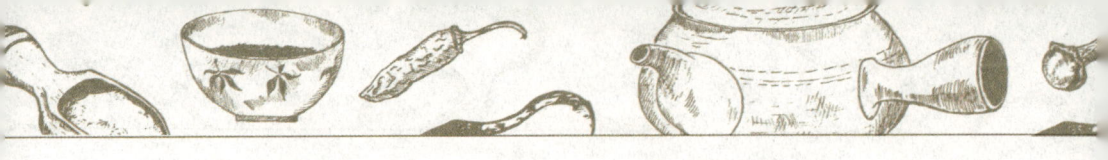

脉诊：脉弦。

推荐食谱药方：舒肝丸，越鞠丸。

(4) 脾胃虚弱型呕吐望闻问切

望诊：面白少华，倦怠乏力，舌质淡，苔薄白。

问诊：脘腹痞闷，口淡不渴，饮食稍有不慎，或稍有劳倦，就容易呕吐，时作时止，胃纳不佳。

脉诊：脉濡弱。

推荐食谱药方：香砂养胃丸，参芪健胃颗粒，八味肉桂胶囊。

穴位疗法

❶ 曲泽穴

【取穴】在肘横纹中，当肱二头肌腱的尺侧缘。

【按摩】正坐或站立，伸出手臂，肘关节屈曲约45°，用另一手握住肘尖，大拇指置于穴位上，用指尖垂直按压穴位，用同样的方法按摩另一侧穴位，以出现酸胀痛感为宜，每天早晚各按摩1次，每次1~3分钟。

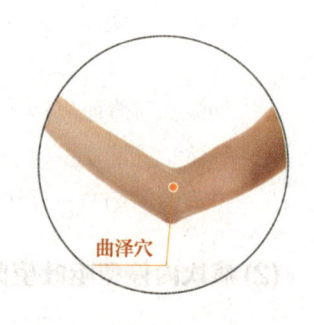

❷ 太白穴

【取穴】站姿或坐姿，观察双脚内侧，大脚趾后下方赤白肉际凹陷处。

【按摩】取坐位，抬起一条腿，一只手握住脚踝，另一只手大拇指置于穴位上，用指腹垂直按压穴位，以出现酸胀的感觉为宜，每天早晚各按摩1次，每次1~3分钟。

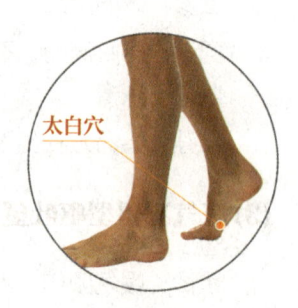

❸ 公孙穴

【取穴】足内侧缘大趾本节后1寸，第一跖骨基底部的前下方。

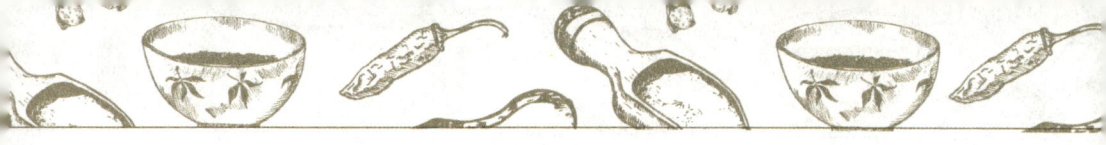

【按摩】握住足背，另一只手大拇指弯曲，用指尖垂直按揉穴位，以出现酸、麻、痛的感觉为宜，每天早晚各按摩1次，每次1~3分钟。

④ 章门穴

【取穴】站立，在腋中线上，合腋屈肘时，肘尖下就是该穴位。

【按摩】正坐或仰卧或站立，双手大拇指置于两侧穴位上，其余四指屈曲，用大拇指的指腹垂直按揉穴位，以出现胀痛感为宜，每次按摩1~3分钟。

⑤ 丰隆穴

【取穴】仰卧，腘横纹与外踝尖连线的中点，条口穴外，距胫骨前缘二横指（中指）。

【按摩】取坐位，双腿并拢屈曲，食指和中指伸直，指腹置于穴位上，用指腹垂直用力按揉，以出现酸胀痛的感觉为宜，每次按摩1~3分钟。

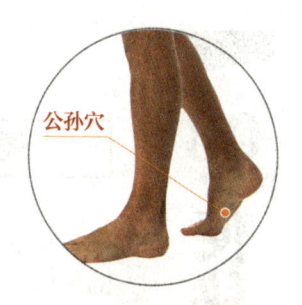

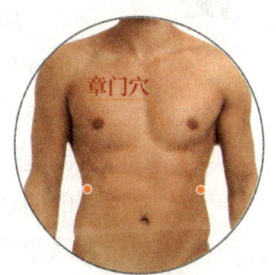

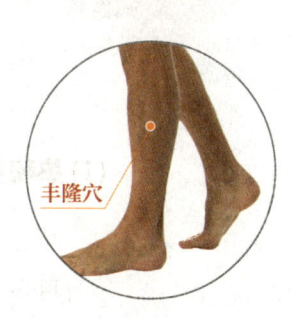

保健建议：

1. 呕吐会导致身体脱水，因此需要补充足够的水分。可以小口小口地喝清水、淡盐水、椰子水或果汁等，避免饮用含咖啡因或刺激性的饮料。

2. 在呕吐后，先暂时停止进食，稍后逐渐恢复饮食，选择清淡易消化的食物，如米粥、面条、饼干等，避免油腻、刺激性或难以消化的食物。

3. 避免过量进食或过快进食，以免对胃部产生过大的负担，引起不适和呕吐。

4. 避免摄入辛辣、油炸、腌制、过热或过冷的食物，以免刺激胃黏膜，加重呕吐。

08 便秘

便秘的概念

便秘是指大便排出困难，排便时间或排便间隔时间延长的症状。

便秘的病因是多方面的，其中主要的有外感寒热之邪，内伤饮食情志，病后体虚，阴阳气血不足等。

本病主要临床特征为粪质干硬，排出困难，排便时间、排便间隔时间延长，大便次数减少，常三五日、七八日，甚至更长时间解一次大便，每次解大便常需半小时或更长时间，常伴腹胀腹痛，头晕头胀痛，嗳气食少，心烦失眠等症。本病起病缓慢，多属慢性病变过程，多发于中老年和女性。

中医将便秘分为燥热内结所致热秘、脾肾虚寒所致冷秘、气机郁滞所致气秘和津液不足所致虚秘四种。

(1) 热秘望闻问切

望诊：小便黄赤，大便秘结，舌苔黄燥。
闻诊：口臭。
问诊：脘腹胀满，口干渴。
脉诊：脉滑实。
推荐食谱药方：一清颗粒，三黄片，上清片。

(2) 冷秘望闻问切

望诊：面色淡，大便坚涩，小便清长，舌淡苔白润。
问诊：喜热恶冷，四肢不温，腹中气痛或微痛。
脉诊：脉沉迟。
推荐食谱药方：金匮肾气丸，苁蓉通便口服液。

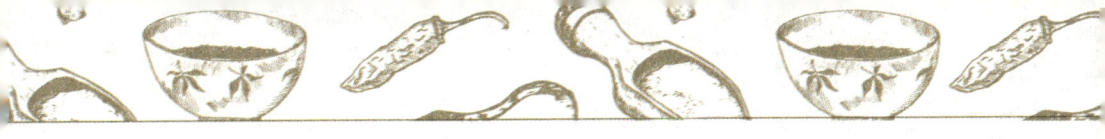

(3) 气秘望闻问切

望诊：粪便结燥，排出困难，舌淡苔腻。
问诊：食少纳呆，噫气不休，胸胁胀满，严重者腹痛。
脉诊：脉沉弦。
推荐食谱药方：木香槟榔丸，枳实导滞丸。

(4) 虚秘望闻问切

望诊：面色白，神疲气怯，大便干结，舌淡苔薄。
问诊：大便不干硬，虽有便意，但排便乏力、干结难下，争则汗出气短，便后疲乏。
脉诊：脉虚细。
推荐食谱药方：补中益气丸，黄芪汤。

穴位疗法

❶ 外关穴

【取穴】伸臂俯掌，于手背腕横纹中点直上2寸，尺骨与桡骨之间，与内关穴相对取穴。

【按摩】正坐或站立，伸出前臂，掌心向下，另一手握住手腕，大拇指置于穴位上，用拇指尖垂直掐按穴位，用同样的方法按摩另一侧穴位，以出现酸痛感为宜，每天早晚各按摩1次，每次1～3分钟。

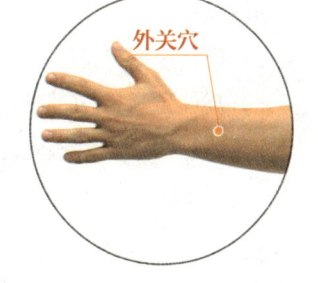

❷ 大横穴

【取穴】大横穴在肚子中部，距离肚脐大约一横掌的位置，左右各有1个。

【按摩】正坐或仰卧或站立，食指和中指并拢，用指腹按揉穴位，按揉时配合吸气、缩腹，以出现胀痛的感觉为宜，每天早晚各按摩1次，每次1～3分钟。

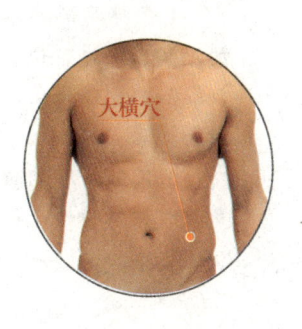

❸ 天枢穴

【取穴】在腹中部，距脐中2寸。

【按摩】正坐或仰卧，双手各按与手同侧的穴位，食指和中指并拢，指腹置于穴位上，用力向下按揉，至出现酸痛为宜，每天早晚各按摩1次，每次1~3分钟。

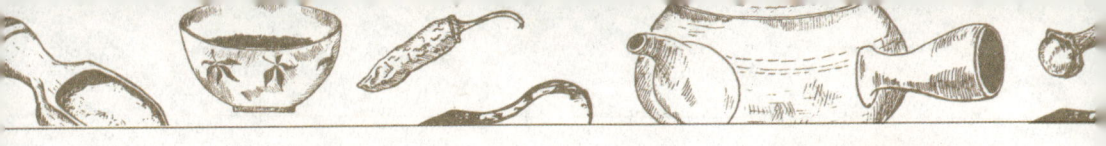

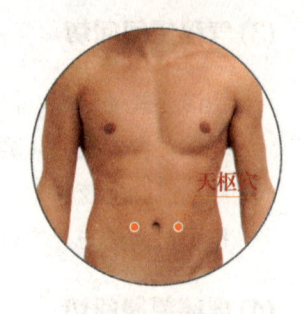

❹ 足三里穴

【取穴】由外膝眼向下量4横指，在腓骨与胫骨之间，由胫骨旁量1横指。

【按摩】取坐位，双腿并拢屈曲，食指和中指伸直，指腹置于穴位上，用指腹垂直用力按揉。至出现酸胀痛麻的感觉为宜，每天早晚各按摩1次，每次1~3分钟。

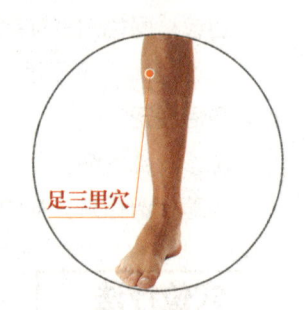

❺ 上巨虚穴

【取穴】腿前外侧，当犊鼻下6寸，距胫骨前缘1横指。

【按摩】取坐位，双腿并拢屈膝，食指和中指并拢伸直，中指指腹置于穴位上，食指指腹置于穴位旁边，两指同时用力按揉穴位，以出现酸麻胀痛的感觉为宜，每次按摩1~3分钟。

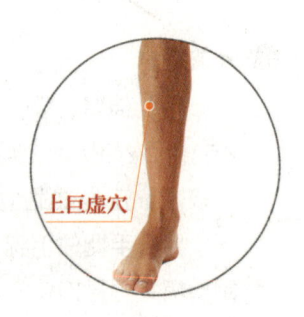

保健建议：

1. 保持足够的水分摄入，每天饮用充足的清水有助于保持肠道的湿润，促进排便。

2. 尽量每天在同一时间去厕所排便，养成良好的排便习惯，刺激肠蠕动。

3. 久坐会影响肠道蠕动，增加便秘的风险。定期起身活动，避免长时间保持一个姿势不变。

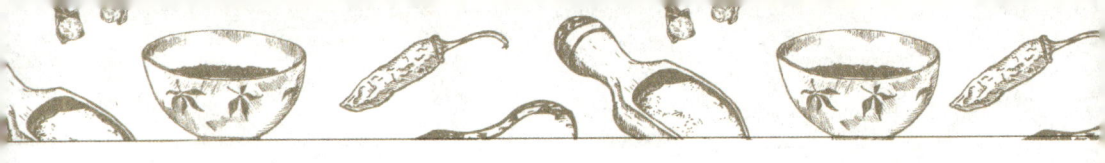

痔疮的概念

09 痔疮

痔，俗称"痔疮"，是直肠末端黏膜下和肛管皮下的静脉丛扩张、屈曲和充血而形成的柔软的静脉团。其特征是在肛门直肠处形成隆起的痔核，古代医家因其耸立如"峙"，即命名为"痔"。因痔核出现肿痛、瘙痒、流水、出血等症，通称痔疮，是肛门直肠病中常见的疾病。

多由脏腑虚弱，兼饮食不节，燥热内生，下迫大肠；或者外感湿、热、风、燥之邪，下迫肛肠；又或者久坐、负重、远行、妇女妊娠、长期便秘、腹泻等，使血行不畅，血脉瘀滞，而生痔疮。

中医通过内伤病因将痔疮分为热伤血络型、中气下陷型、湿热瘀滞型。

(1) 热伤血络型痔疮望闻问切

望诊：痔核初发，下血鲜红，点滴不止，便前便后如射如滴。

问诊：肛门瘙痒不适，伴有异物感，或轻微出血。

推荐食谱药方：槐花大米粥

材料：槐花适量，大米80克，牛蒡15克，白糖3克。

做法：1.大米淘洗干净，置于冷水中泡发半小时，捞出沥干水分；槐花、牛蒡洗净，装入纱布袋，下入锅中，加适量水熬取汁，备用。

2.锅置火上，倒入清水，放入大米，以大火煮至米粒开花。

3.加入槐花牛蒡汁煮至浓稠状，加入白糖拌匀即可。

功效：此粥清热润肠、凉血止血。

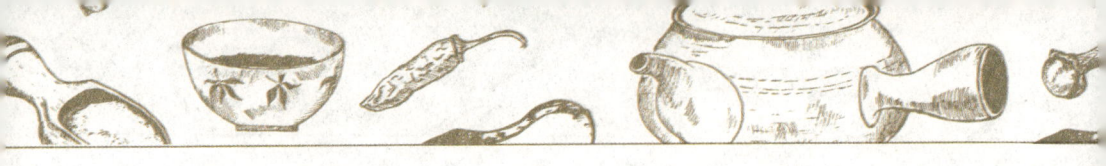

(2) 中气下陷型痔疮望闻问切

望诊：痔核脱出不纳，少气懒言，舌质淡红。

问诊：肛门下坠，食少乏力。

脉诊：脉弱无力。

推荐食谱药方： 生地乌鸡汤

材料： 生地、牡丹皮各10克，红枣6枚，乌鸡1只，姜、盐、味精、料酒、骨汤各适量。

做法： 1.将生地洗净，切成薄片；红枣、牡丹皮洗净；乌鸡去内脏及爪尖，切块，氽去血水。

2.将骨头汤倒入净锅中，放入其他所有材料，炖至鸡肉熟烂即可。

功效： 补虚损、凉血止血。

(3) 湿热瘀滞型痔疮望闻问切

望诊：痔核脱出，表面色暗，糜烂渗液流津，小便黄，苔黄。

问诊：全身发热不适，口干，便秘，肿胀痒痛。

脉诊：脉数。

推荐食谱药方： 生地绿茶饮

材料： 绿茶6克，生地5克。

做法： 1.材料洗净，将绿茶、生地放入保温杯。

2.再次冲入沸水，泡20分钟后即可饮用。

功效： 清热解毒、润肠通便。

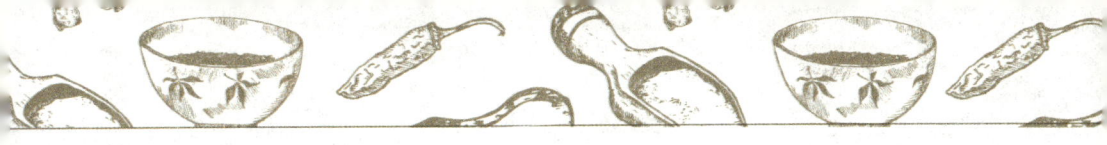

穴位疗法

❶ 长强穴

【取穴】在尾骨下，当尾骨端与肛门连线的中点处。

【按摩】站立，一手伸到臀后，食指置于穴位上，用指尖按揉穴位。以出现酸胀感为宜，每次按摩1～3分钟。

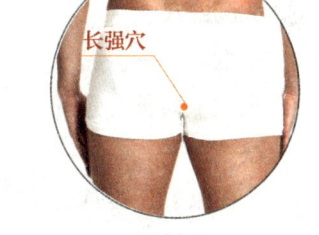

❷ 曲池穴

【取穴】肘横纹外侧端前缘部位。

【按摩】正坐，屈肘成90°，前臂贴在腹部，另一手握住肘部，大拇指对准穴位，用指腹垂直按揉，左右各按摩1～3分钟，早晚各1次。

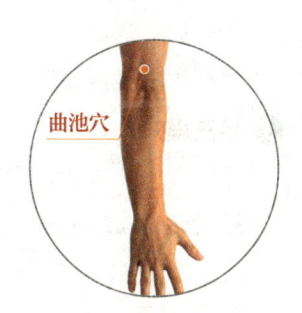

❸ 中脘穴

【取穴】取穴时，可采用仰卧的姿势，胸骨下端和肚脐连接线中点即为此穴。

【按摩】正坐或仰卧或站立，双手放在上腹部，用左手中指的指腹按压穴位，右手中指的指腹按压左手中指的指甲上，两手中指同时用力揉按穴位。每天早晚左右手轮流按摩穴位，先左后右，以出现酸胀的感觉为宜，每次按揉1～3分钟。

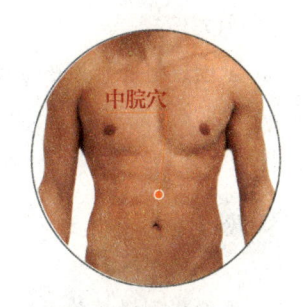

❹ 关元穴

【取穴】仰卧取穴，在脐下3寸（四指横放即为3寸），腹中线上。

【按摩】正坐或仰卧或站立，双手放在小腹上，用左手中指的指腹按压穴位，右手中指的指腹按压在左手中指的指甲上，两手中

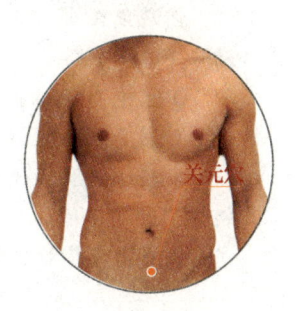

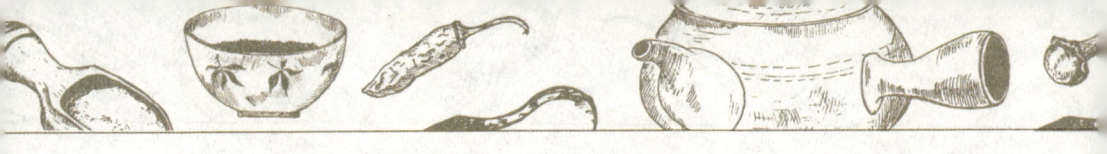

指同时用力揉按穴位，每天早晚左右手轮流按摩穴位，先左后右，以出现酸胀的感觉为宜，每次按摩1~3分钟。

❺ 大肠俞穴

【取穴】俯卧位，在第四腰椎棘突下，腰阳关（督脉）旁开1.5寸处取穴，约与髂嵴高点相平。

【按摩】正坐或站立，双手绕到腰部，大拇指置于穴位上，以指腹用力按揉，以出现酸、胀、痛感为宜，每天早晚各按摩1次，每次按摩1~3分钟。

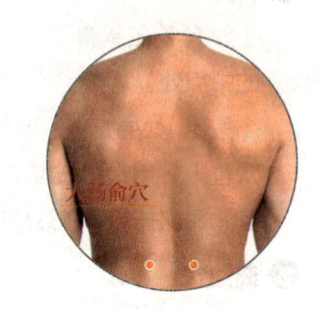

❻ 足三里穴

【取穴】由外膝眼向下量4横指，在腓骨与胫骨之间，由胫骨旁量1横指。

【按摩】取坐位，双腿并拢屈曲，食指和中指伸直，指腹置于穴位上，用指腹垂直用力按揉。
至出现酸胀痛麻的感觉为宜，每天早晚各按摩1次，每次1~3分钟。

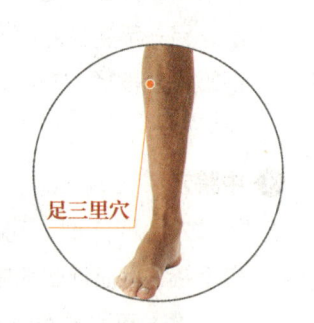

保健建议：

1. 保持肛部清洁，每天用温水洗净肛门区域，并轻柔擦干，避免使用刺激性的卫生纸或湿巾。

2. 避免久坐，久坐会增加肛部压力，或者每隔一段时间起身活动一下。

3. 宜吃高纤维食物，如全谷类、蔬菜、水果等，有助于增加大便的软度和通畅性。

4. 宜吃润肠通便的食物，如蜂蜜、蔬果汁等，有助于减轻排便时的不适。

5. 忌食容易引起痔疮的食物，如芥菜、莼菜、荔枝等。

10 头晕

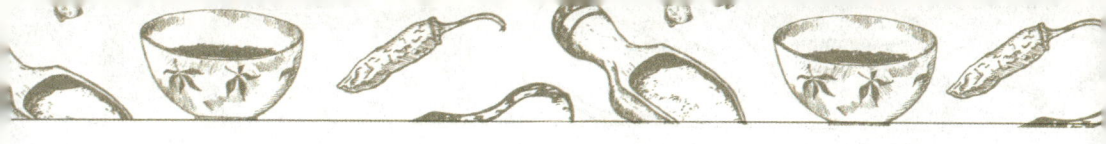

头晕的概念

头晕在50岁以上的中老年人中多发。轻者眩晕时间短暂，几秒钟后即可恢复正常，亦可反复发作；重者发病时伴有恶心、呕吐等症状。头晕的发生，多半是因髓海不足，气血亏虚，清窍失养，或痰浊壅遏上蒙脑窍。

中医把头晕分为虚证头晕和痰浊阻滞型头晕。

(1) 虚证头晕望闻问切

望诊：面目唇甲失于濡养，面无光泽，面色苍白，唇甲淡白，舌淡，苔薄白。

问诊：头晕轻者闭目可止，重者如坐车船，有旋转不定的感觉，不能站立，两目干涩、视力减退，或伴有恶心、呕吐。

脉诊：脉细弱。

推荐食谱药方：红枣鸡汤

材料： 鸡肉250克，红枣、当归、枸杞各20克。

做法： 将鸡肉洗净、焯水，红枣、当归、枸杞分别洗净泡好，将原料一同放入瓦煲中加水共煮，肉熟后调味即可。

功效： 补血养肝。

(2) 痰浊阻滞型头晕望闻问切

望诊：舌淡，苔白腻。

闻诊：口中有异味。

问诊：头晕轻者闭目即止，重者如坐舟车之状，视物旋

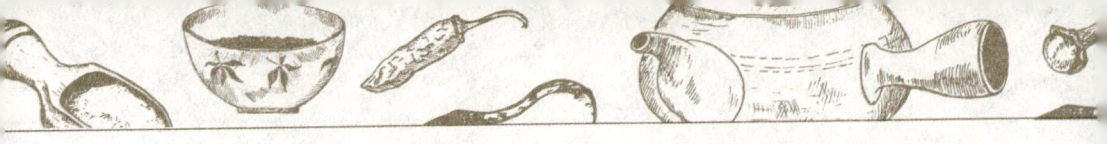

转不定，不能站立，甚则扑倒。

脉诊：脉滑、脉弦。

推荐食谱药方： **陈皮茯苓生姜粥**

材料： 小米60克，茯苓10克，陈皮3克，生姜4片，白扁豆15克。
做法： 所有材料洗净，加清水600毫升，煮好后挑出陈皮，根据口味加少许盐或红糖即可。

功效： 健脾和胃，温中止呕，化湿降浊。

穴位疗法

❶ 太冲穴

【取穴】正坐，手指沿大脚趾、次趾夹缝向上移压，压至能感觉到动脉应手，即太冲穴。

【按摩】双腿屈膝端坐，用左手拇指按太冲穴，沿骨缝的间隙按压并前后滑动20次，然后用左手按压右足大敦穴，手法同前。按揉不要用太大的力气，感觉轻微酸胀即可。

太冲穴

❷ 列缺穴

【取穴】两手虎口自然交叉，一手食指按在另一手的桡骨茎突上，在上的食指尖到达之凹陷处取穴。

【按摩】指尖点按列缺穴，力度要有疼痛酸胀的感觉，持续按压3分钟左右，有宣肺解表，通经活络，通调任脉的作用，可以有效地缓解头痛。

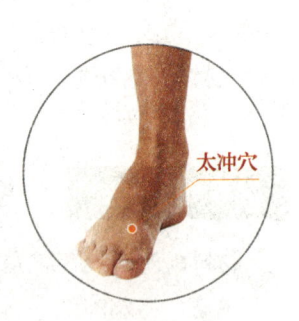

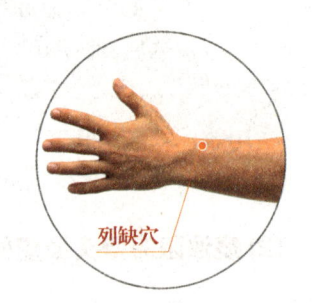

列缺穴

❸ 印堂穴

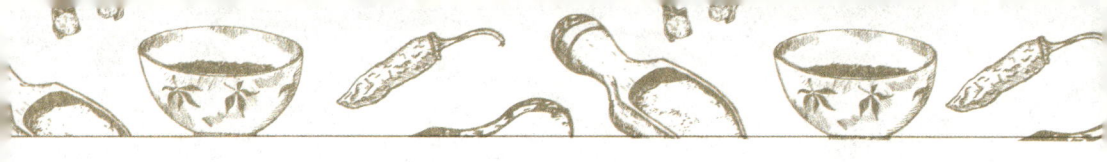

【取穴】位于两眉正中间。

【按摩】将两手食指屈曲，拇指按在太阳穴上，以食指内侧屈曲面，由正中印堂穴沿眉毛两侧分抹，双目自然闭合。手法以轻中有重为宜，每次做30遍以上，每日2次为度。

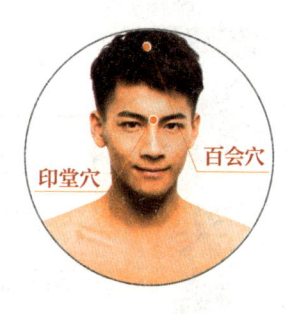

❹ 百会穴

【取穴】位于后发际正中上7寸，相当于头顶与两耳尖连线交点处。

【按摩】按摩时，范围要遍及后颈部、肩膀等区域内。需要注意的是，若平时有高血压、动脉硬化、心脏病等疾病，眩晕时不要用按压方法按揉头部。

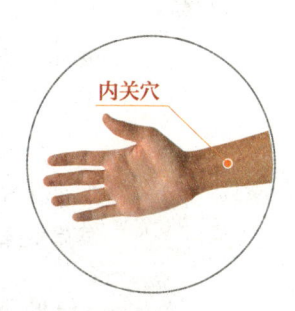

❺ 内关穴

【取穴】即腕横纹正中直上2寸，两筋之间。

【按摩】用拇指端按摩内关穴，左右交替，按摩时先轻后重，直至有酸胀、麻木感后，再按压5分钟，直到呕吐为止。

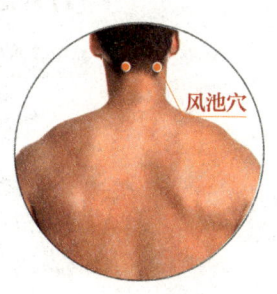

❻ 风池穴

【取穴】位于颈后枕骨下，胸锁乳突肌与斜方肌上端之间的凹陷处。

【按摩】用拇指和食指指尖扣住双侧风池穴，指压后按摩2分钟，便会头脑清醒，解除眩晕。

保健建议：

1. 每天保证充足规律的睡眠时间，有助于缓解头晕症状。长时间的工作或学习容易导致身体疲劳，要注意及时休息和放松，避免过度劳累。

2. 少吃油腻、辛辣、刺激性的食物，多吃富含B族维生素和维生素C、铁质等营养成分的食物，如肉类、蔬菜、水果等。

3. 站立或坐起时不要过急，可以先缓慢地转换姿势，避免因突然的姿势变化引起头晕。

11 头痛

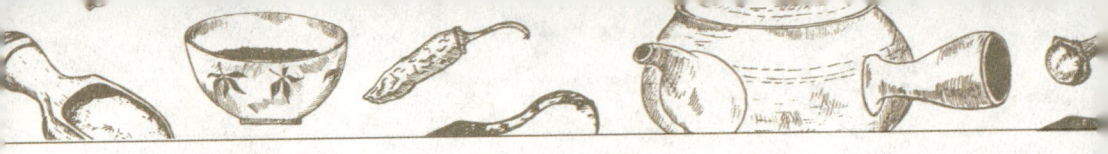

头痛的概念

头痛是指由于外感与内伤，致使脉络拘急或失养，清窍不利所引起的以头部疼痛为主要特征的疾病。头痛可以发生于多种急慢性疾病过程中，有时亦是某些疾病加重或恶化的先兆。本节所讲为内科杂病范围内，以头痛为主症的疾病。若属某一科疾病过程中所出现的兼症，不列入本病中。

头痛病因主要分为外感头痛和内伤头痛，外感头痛又分为风寒头痛、风热头痛和风湿头痛，内伤头痛则分为肝阳头痛、气虚头痛、血虚头痛、肾虚头痛、痰浊头痛和瘀血头痛。

(1) 外感头痛望闻问切

风寒头痛

望诊：流涕，苔薄白。

闻诊：鼻塞。

问诊：头痛时作，其痛如掣连及项背，恶风畏寒，口不渴，或微身热。

脉诊：脉浮紧。

推荐食谱药方：九味羌活丸，人参败毒胶囊等。

风热头痛

望诊：面红目赤，舌红，苔白而干或薄黄。

问诊：发热微恶风，头痛多在前头部或两侧，痛而有热胀感，伴有口干渴，胸中烦热。

脉诊：脉浮数。

推荐食谱药方：四季感冒胶囊，芎菊上清丸。

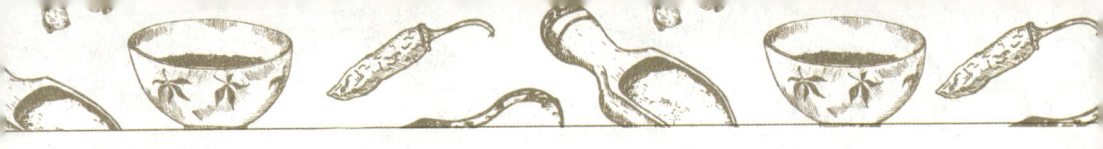

风湿头痛

望诊：小便少，大便溏，苔白而腻。

问诊：头痛闷重，如蒙如裹，胸闷纳呆，四肢沉重，恶心想吐，恶寒，身热不扬。

脉诊：脉濡。

推荐食谱药方：佩藿茶

材料： 薄荷6克，鲜藿香10克，鲜佩兰10克。

做法： 1.将药材洗净，捣碎。
2.放入杯中，用开水冲泡盖闷5～10分钟后代茶饮。

功效： 疏风清暑，芳香化湿。

(2) 内伤头痛望闻问切

肝阳头痛

望诊：面赤，苔黄。

问诊：头痛多在后头部，上及巅顶，闷胀感，或痛而头晕目眩，心烦易怒，睡眠不宁，口苦，咽干。

脉诊：脉弦。

推荐食谱药方：菊地茶

材料： 菊花10克，熟地黄15克，枸杞15克。

做法： 1.将熟地黄捣为粗末与菊花、枸杞一同放入保温杯内。
2.用沸水冲泡代茶饮用，每日1剂。

功效： 滋肾养肝、补血散风，主治肝阳头痛。

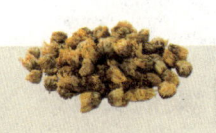

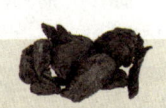

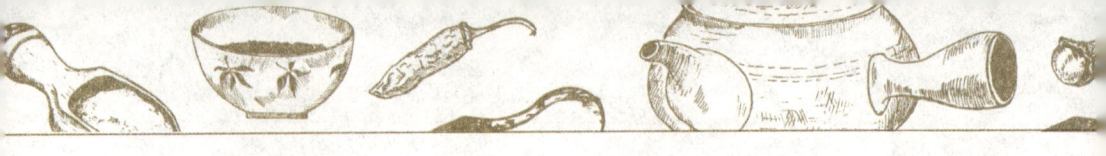

气虚头痛

望诊：面色不华，舌淡苔白。
问诊：头痛隐隐不止，疲劳更痛，精神不振，身倦乏力，少气。
脉诊：脉虚细无力。

推荐食谱药方： 胡萝卜排骨汤

材料： 胡萝卜2根，山药80克，蜜枣2颗，猪排骨500克，姜2片，盐适量。

做法： 1.胡萝卜洗净，去皮，切为块状；山药去皮，洗净，切小块。
2.猪排骨洗净，冷水入锅，水开后焯几分钟。
3.把猪排骨、山药、胡萝卜、蜜枣和姜片放入锅里，加适量的水。
4.大火烧开后转小火慢炖1.5小时，关火前加适量盐调味即可。

功效： 此汤有补中益气之功效，老少皆宜。

血虚头痛

望诊：面色少华，身倦神疲，舌质淡。
问诊：头隐隐痛，绵绵不已，头昏眼花，心悸心烦，午后头痛较重。
脉诊：脉细弱。

推荐食谱药方： 桑椹女贞茶

材料： 桑椹子30克（鲜品60克），女贞子20克，冰糖15克。
做法： 1.将材料捣碎，放入保温杯中。
2.用沸水冲泡盖闷15分钟，代茶饮用。每日1剂。

功效： 养血柔肝，养心清窍，主治血虚头痛。

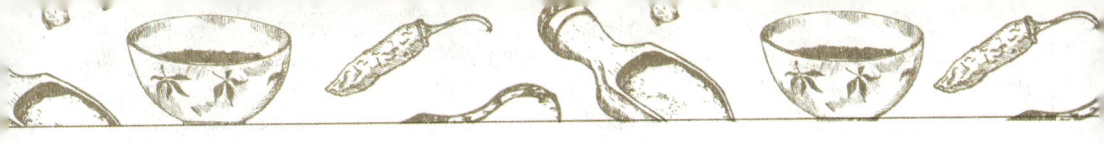

肾虚头痛

望诊：舌红少苔。

问诊：头痛伴有空虚感，或兼见眩晕，腰膝酸软无力，遗精带下，耳鸣少寐。

脉诊：脉细无力。

推荐食谱药方：健脑补肾丸，天麻杜仲胶囊。

痰浊头痛

望诊：呕吐清水涎沫，舌淡苔白腻。

问诊：头痛多在巅顶，沉重而昏蒙，或有头皮麻木，胸闷痞满，胃脘不适。

脉诊：脉沉弦。

推荐食谱药方：半夏天麻丸，头痛宁胶囊。

瘀血头痛

望诊：舌紫暗有瘀斑，苔薄白而润。

问诊：头痛如针刺，常局限于一处，常因精神刺激或阴雨天气而诱发。

脉诊：脉沉细或涩。

推荐食谱药方： 川芎祛风茶

材料： 川芎6克，红花3克，茶叶3克。

做法： 1.将材料放入茶杯中，用沸水冲泡。

2.加盖闷20分钟后，频频饮用。

功效： 川芎行气开郁、祛风燥湿、活血止痛；红花活血通经、去瘀止痛，适合瘀血头痛者。

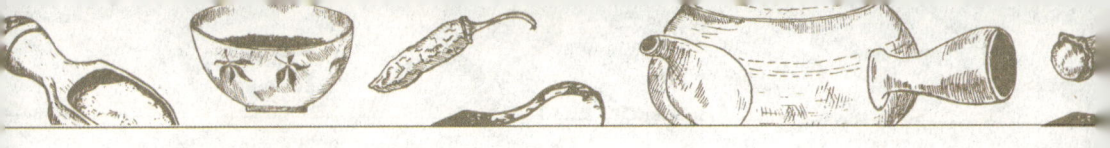

穴位疗法

❶ 太阳穴

【取穴】位于人体的头部，眉梢与目外眦之间向后约1横指的凹陷中。

【按摩】以食指指腹揉按穴位处，每日2~3次，每次左右各3分钟。

❷ 头维穴

【取穴】位于头侧部，当额角发际上0.5寸，头正中线旁开4.5寸。

【按摩】用拇指指腹按摩头维穴3~5分钟，每天1次，可治疗中风后遗症、高血压等。

❸ 阳溪穴

【取穴】屈肘，位于腕关节桡侧，拇指上翘时，在两个拇伸肌腱之间的凹陷中。

【按摩】手掌侧放，拇指上翘，另一手轻握住其手腕，大拇指弯曲，用指甲垂直掐按穴位，有较强的酸胀感为宜，左右各按摩1~3分钟。

❹ 丝竹空穴

【取穴】在面部，正好在眉梢凹陷中，眶上切迹处。

【按摩】正坐或站立，举起双手，置于额头两侧，大拇指置于穴位上，用指腹按揉穴位力度：以出现酸胀痛的感觉为宜，每天早晚各按摩1次，每次1~3分钟。

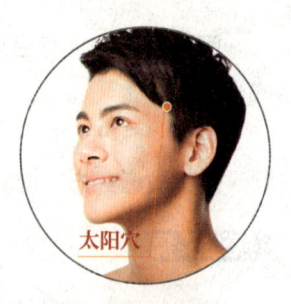

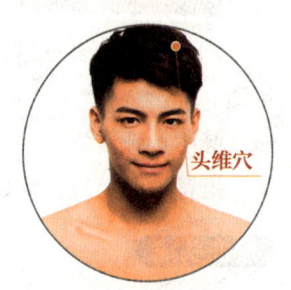

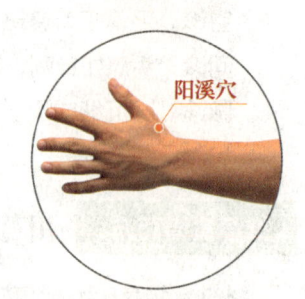

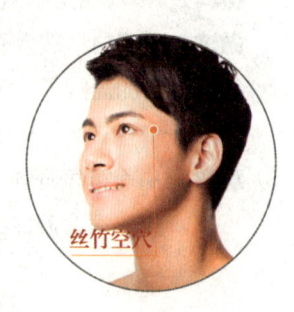

❺ 关冲穴

【取穴】无名指外侧,距指甲根0.1寸处。

【按摩】正坐或站立,屈肘,手掌置于胸前,用另一手的食指和中指夹住该手的无名指,大拇指弯曲,用指甲尖垂直掐按穴位。用同样的方法按摩另一侧穴位,以出现刺痛感为宜,每天早晚各按摩1次,每次1~3分钟。

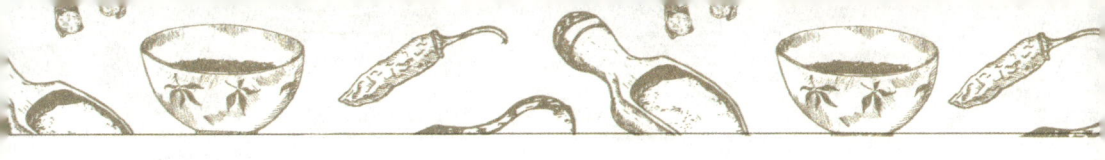

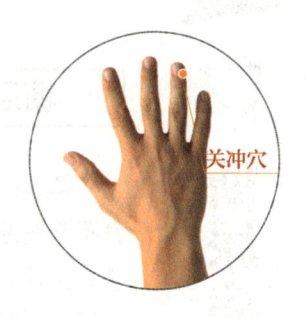

关冲穴

保健建议:

1. 适当休息:如果头痛较轻,可以适当休息,避免过度劳累和长时间使用电子产品。

2. 避免刺激:避免长时间处于嘈杂环境,吸烟、饮酒等刺激性行为,对头部有不良影响。

3. 宜吃温和平和的中药,如白芷、川芎、当归等,需在医师的指导下使用。

4. 宜吃补血养气的食物,如糯米、红枣、黑豆等,有助于滋补身体,缓解头痛。

5. 宜吃富含B族维生素的食物,如全谷类、绿叶蔬菜、豆类等,有助于神经系统的稳定和调节。

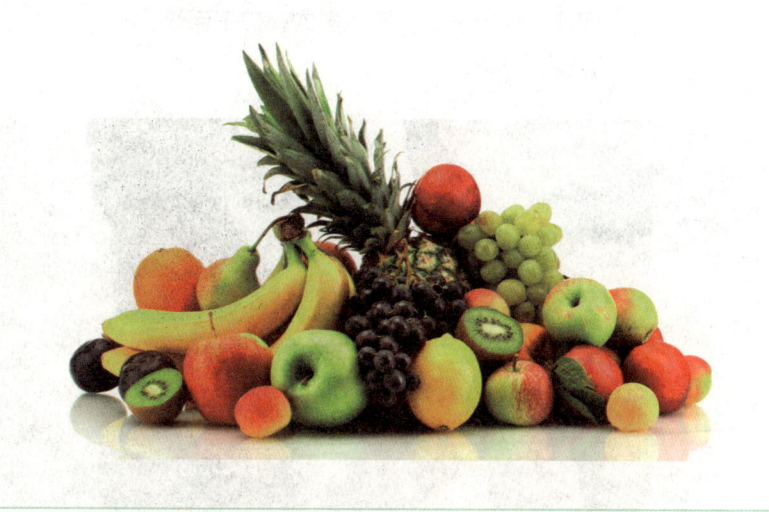

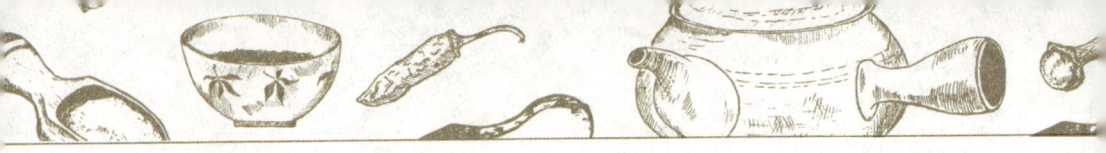

12 糖尿病

糖尿病的概念

糖尿病，即消渴，是先天禀赋不足，后天情志失调、饮食不节等原因所导致的以阴虚燥热为基本病机，以多尿、多饮、多食、乏力、消瘦，或尿有甜味为典型临床表现的一种疾病。《黄帝内经》认为五脏虚弱，过食肥甘，情志失调是引起消渴的原因，而内热是其主要病机。

糖尿病分为上消、中消和下消。《医学心悟》认为，"治上消者，宜润其肺，兼清其胃"，"治中消者，宜清其胃，兼滋其肾"，"治下消者，宜滋其肾，兼补其肺"。消渴病变的脏腑主要在肺、胃、肾，但三消症状各有偏重，上消主要润肺、清胃，中消重点清胃、滋肾，下消注重滋肾、补肺。辨别消渴类型，才能更好地辅助治疗。

(1) 上消——肺热津伤型糖尿病望闻问切

望诊：大便溏薄，舌边尖红，苔薄黄。
闻诊：尿甜。
问诊：尿频量多，烦渴多饮，口干舌燥。
脉诊：脉洪数。

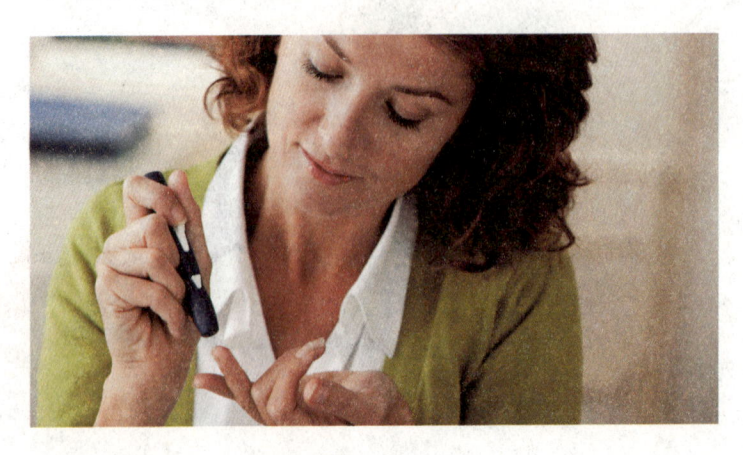

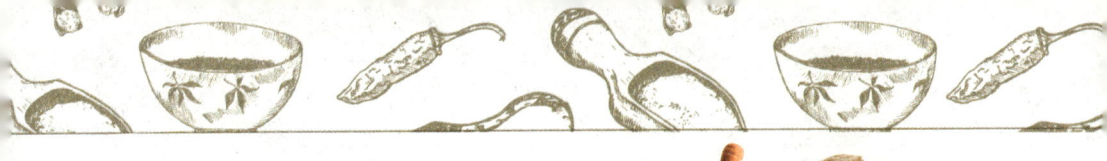

推荐食谱药方： **玉泉茶**

材料： 天花粉、葛根各45克，麦冬、人参、茯苓、乌梅、甘草各30克，生黄芪、炙黄芪各15克。

做法： 1.按配伍比例5倍量研为粗末，和匀，备用。

2.每取30~60克以纱布包、清水适量，煎沸15分钟，取汤代茶饮用。每日1剂。

功效： 方中重用天花粉以生津清热，佐葛根、麦冬、乌梅加强生津止渴的作用，人参益气生津，茯苓益脾和胃，以达到生津止渴和益气养阴的效果。

(2) 中消——胃热炽盛型糖尿病望闻问切

望诊：形体消瘦，大便干燥，尿多，苔黄。
闻诊：尿甜。
问诊：多食易饥，口渴。
脉诊：脉滑实有力。

推荐食谱药方： **山药木耳鸡汤**

材料： 鸡腿肉200克，木耳50克，山药200克，生姜、葱、料酒、食盐、白醋各适量。

做法： 1.山药去皮洗净，切片，放入清水中，加适量白醋浸泡；鸡腿肉洗净切块，放入沸水中氽一下，再用冷水冷却；生姜洗净切片；葱洗净切末。

2.锅中加入适量清水，放入鸡腿肉、生姜和料酒。大火煮沸后转中火煮20分钟，倒入山药和木耳后转中火煮25分钟，加入食盐和葱末调味即可。

功效： 本方以山药补脾养胃、生津益肺、补肾涩精，木耳补气血、润肺，有补脾益胃、益智安神、降低血糖的功效。

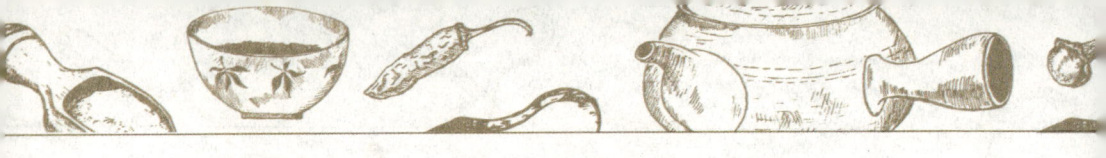

(3) 下消——肾阴亏虚型糖尿病望闻问切

望诊：尿频量多，浑浊如脂膏，形体消瘦，舌红苔。
闻诊：尿甜。
问诊：腰膝酸软，乏力，头晕耳鸣，口干唇燥，皮肤干燥、瘙痒。
脉诊：脉细数。

推荐食谱药方：枸杞炖兔肉

材料： 兔肉250克，枸杞15克，生姜、葱、料酒、食盐各适量。
做法： 1.兔肉洗净，切成大块；枸杞洗净；生姜洗净切丝；葱洗净切丝。
2.锅中放入适量清水煮沸，放入兔肉、枸杞、葱和生姜，大火煮沸后改用小火煮90分钟，加入料酒和食盐，再煮15分钟即可。
功效： 方中以枸杞滋肾、润肺，兔肉补中益气，本方有补益肝肾，填精补血之功效。

(4) 阴阳两虚型

望诊：小便频数，浑浊如膏，面容憔悴，舌苔淡白而干。
闻诊：尿甜。
问诊：耳轮干枯，腰膝酸软，四肢欠温，畏寒肢冷，阳痿或月经不调。
脉诊：脉沉细无力。

推荐食谱药方：五味巴戟粥

材料： 粳米50克，五味子、巴戟天各30克。
做法： 1.将五味子、巴戟天放入砂锅中，加入2000毫升清水，煎取约1000毫升药汁。
2.粳米洗净，放入砂锅中，倒入药汁，熬煮成粥即可。
功效： 巴戟天补肾阳、壮筋骨、祛风湿，五味子敛肺滋肾、生津敛汗，本方能滋阴壮阳、固精缩尿，适用于阴阳两虚型糖尿病。

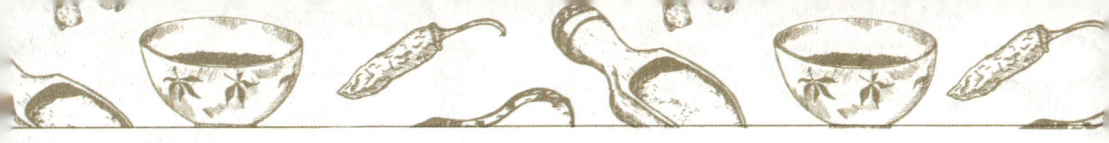

穴位疗法

❶ 梁门穴

【取穴】弯曲大拇指，用其他四指从肚脐处向上量取3寸，然后用大拇指在3寸处继续上量1寸，旁开2寸左右位置就是。

【按摩】正坐、仰卧或站立，食指和中指并拢伸直，其余三指屈曲，中指指腹置于穴位上，垂直向下按揉，同时用食指指腹按揉周围穴位，以出现酸痛为宜，每次按摩1~3分钟。

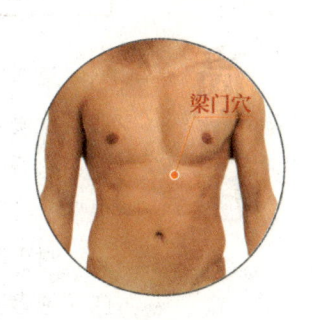

❷ 气海穴

【取穴】取穴时，可采用仰卧的姿势，该穴位于人体的下腹部，直线连接肚脐与耻骨上方，将其十等分，距肚脐十分之三的位置，即为此穴。

【按摩】正坐或仰卧或站立，双手放在脐下部，用左手中指的指腹按压穴位，右手中指的指腹按压在左手中指的指甲上，两手中指同时用力揉按穴位，每天早晚左右手轮流按摩穴位，先左后右，以出现酸、胀的感觉为宜，每次按摩1~3分钟。

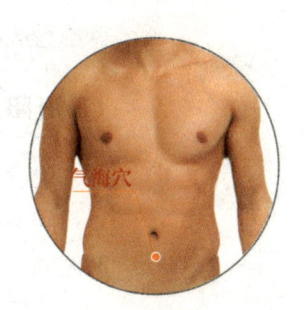

❸ 涌泉穴

【取穴】在足底部，卷足时足前部凹陷处，约当足底第2、3趾趾缝纹头端与足跟连线的前三分之一与后三分之二交点处。

【按摩】用拇指从足跟向足尖方向涌泉穴处做前后反复地推搓，50~100次。

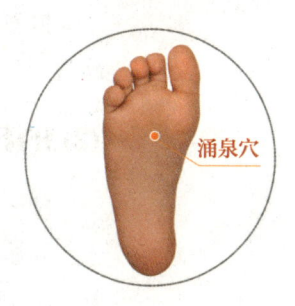

> **保健建议：**
> 1.消渴容易引发多种并发症，应在治疗本病的同时，积极治疗并发症。
> 2.平时可常用山药煮熟代食，可以滋阴生津止渴。

13 高血压

高血压的概念

高血压是以动脉血压升高为主要临床表现的慢性全身性血管疾病。本病早期无明显症状，部分患者会出现头晕、头痛、心悸、失眠、耳鸣、乏力、颜面潮红或肢体麻木等不适表现。

对于肝阳上亢型高血压患者宜平肝潜阳；肝肾阴虚型高血压患者宜滋阴潜阳；气滞血瘀型高血压患者宜活血化瘀；痰湿中阻型高血压，尤其是偏于肥胖者，宜祛痰化湿；阴阳两虚型高血压宜阴阳同补。

(1) 肝阳上亢型高血压望闻问切

望诊：便干溲赤，面红目赤，舌红苔黄。

问诊：头痛头晕，耳鸣目眩，口干舌燥，性急易怒，腰酸肢麻。

脉诊：脉弦数或弦。

推荐食谱药方：夏枯草胶囊，天麻钩藤颗粒，清脑降压片。

(2) 肝肾阴虚型高血压望闻问切

望诊：舌红苔白，面潮红，手足心热。

问诊：头痛头晕，耳鸣目眩，心烦意乱，失眠多梦，腰酸尿频，咽干口苦。

脉诊：脉弦数或弦细。

推荐食谱药方：养阴降压胶囊，天麻钩藤颗粒等。

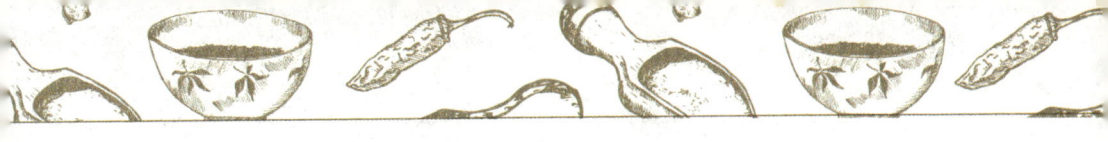

(3) 气滞血瘀型高血压望闻问切

望诊：精神不振，面唇紫暗，舌瘀点或瘀斑。
问诊：眩晕头痛，兼见健忘，失眠心悸，耳鸣耳聋。
脉诊：脉弦涩或细涩。

推荐食谱药方： 山楂降压汤

材料： 山楂15克，猪瘦肉200克，食用油、姜、葱、鸡汤、盐各适量。

做法： 1.把山楂洗净，待用，猪瘦肉洗净，去血水，切片，姜、葱洗净，切好备用。
2.把锅置中火上烧热，加入食用油，烧至六成热时，下入姜、葱爆香，加入鸡汤，烧沸后下入猪瘦肉、山楂、盐，用小火炖50分钟即成。

功效： 山楂行气散瘀，猪肉补气。

(4) 痰湿中阻型高血压望闻问切

望诊：便溏，舌胖色淡、苔厚腻。
问诊：头晕如蒙、首重如裹，胸脘痞闷、恶心欲吐、纳呆。
脉诊：脉弦滑。
推荐食谱药方：半夏天麻丸，山楂降压片。

(5) 阴阳两虚型高血压望闻问切

望诊：步履不稳，形寒肢冷，便溏，舌质淡红，舌苔薄白。
问诊：头晕目眩，心悸气短，失眠易惊，遗精阳痿。
脉诊：脉细弱或细弦。

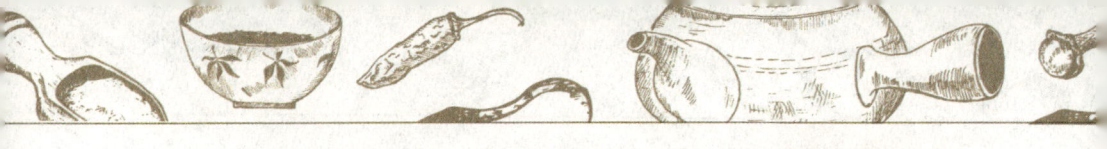

推荐食谱药方： 花旗参鸽子汤

材料： 鸽子1只，猪骨200克，花旗参5克，绿豆30克，百合20克，姜2片，盐、料酒各适量。

做法： 1.锅内烧开水，加入少许料酒，将鸽子和猪骨放入，焯水2分钟去血水去沫，捞出洗净后待用。
2.将百合和绿豆清洗干净，用水浸泡15分钟。
3.绿豆、百合、花旗参、鸽子、猪骨和姜片一起放进炖盅，隔水炖2小时，最后放入盐调味即可。

功效： 花旗参有补气养阴、清热生津之功效，与鸽子一起煲汤，适合阴阳两虚型高血压患者。

穴位疗法

❶ 三阴交穴

【取穴】小腿内侧，足内踝尖上3寸，胫骨内侧后方。

【按摩】用拇指指腹分别按揉百会穴、三阴交穴3~5分钟。

❷ 百会穴

【取穴】在头顶部，正中线上，两耳尖连线中点，或前发际正中直上5寸处。

【按摩】用拇指指腹按揉百会穴1~2分钟，用拇指指尖掐按行间穴3~5次。

❸ 中冲穴

【取穴】中指尖端中央位置。

【按摩】正坐，手平伸，掌心向下，手指弯曲，另一手食指和中指夹住该手的中指末

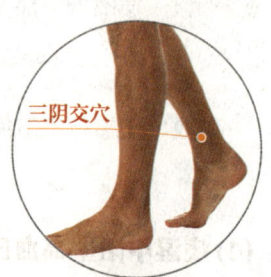

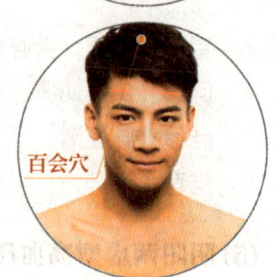

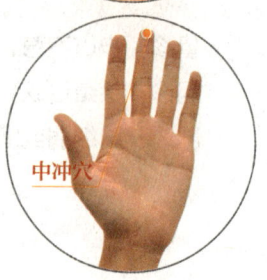

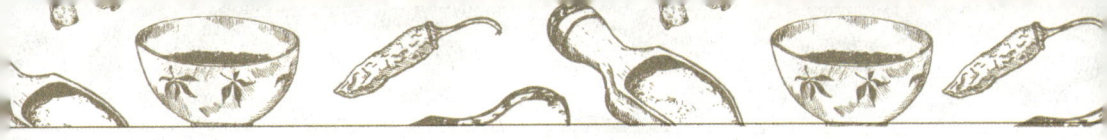

节，大拇指弯曲，用指甲尖垂直掐按中指端的穴位，用同样的方法按摩另一侧穴位，以出现刺痛感为宜，每天早晚各按摩1次，每次1～3分钟。

❹ 曲池穴

【取穴】在肘横纹外侧端，屈肘，当尺泽与肱骨外上髁连线中点。

【按摩】正坐，屈肘成90°，前臂贴在腹部，另一手握住肘部，大拇指对准穴位，用指腹垂直按揉，至出现酸痛感为宜，左右各按摩1～3分钟，早晚各1次。

❺ 胆俞穴

【取穴】取穴时通常采用正坐或俯卧姿势，位于背部，当第10胸椎棘突下，左右2指宽处。

【按摩】正坐或站立，双手绕到背部，大拇指置于穴位上，用指腹垂直按揉穴位，以出现酸痛感为宜，每天早晚各按摩1次，每次按摩1～3分钟。

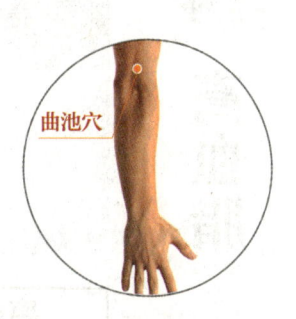

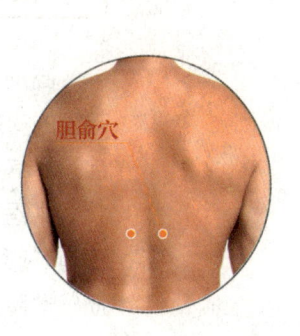

保健建议：

1. 饮食宜清淡少咸，每日食盐摄入量不宜超过5克。

2. 宜多吃清火祛燥、防治高血压的食物，如木耳、香菇、芹菜、苋菜、韭菜、黄花菜、菠菜、芦笋、萝卜、绿豆、玉米、紫菜、豆制品、苹果、西瓜、柠檬等。

3. 不宜食用动物脂肪、内脏、甜食及刺激性的食品，忌吸烟，以免刺激心脏和血管，使血压升高。

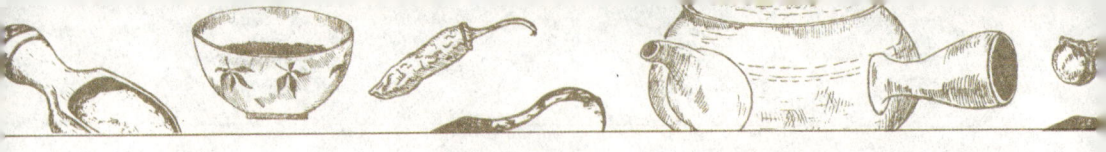

14 高血脂

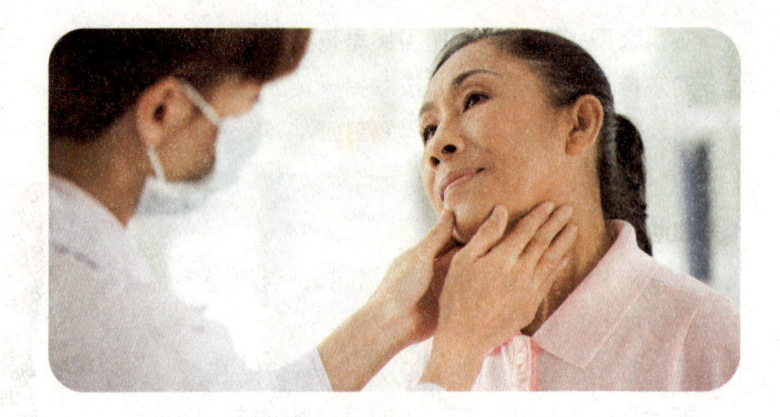

高血脂的概念

高血脂是人体脂质代谢失常，血浆内脂质浓度超过正常范围的病症。因脂质多与血浆中蛋白结合，故又称高脂蛋白血症。本病或有肥胖、黄色瘤等临床特征，或无特异性临床症状。中医古文献虽无"血脂"之名称，但在《黄帝内经》中已有"脂者""油脂""脂膜"等记载，也属"痰证""虚损""胸痹""眩晕"等范畴。

如果个体存在禀赋不足、脾胃失调、肝胆失利、肾虚不足、情志内伤、年老体弱等问题，同时摄食过多或传输、利用、排泄异常，这些因素可能导致血中的膏脂堆积，进一步转化为湿浊、痰饮，从而浸淫脉道，影响气血运行，导致脏腑功能失调。在这种情况下，可能会出现高脂血症。

高血脂主要通过脏腑辨证，区分为胃热腑实证、脾虚不运证、肝肾阴虚证和痰湿内阻证。

(1) 胃热腑实证高血脂望闻问切

望诊：身体肥胖，腹部胀满，舌苔黄腻或薄黄，大便干燥或便秘。

闻诊：口臭，偶尔出现呃逆，呃逆声洪亮。

问诊：食欲强烈，消化能力强，内心烦躁，口干口苦。

脉诊：脉象滑或滑数。

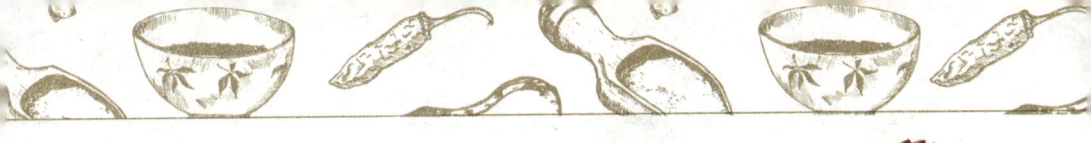

推荐食谱药方： **决明消脂饮**

材料： 决明子20克，山楂15克，何首乌15克，蜂蜜适量。

做法： 1.砂锅中注入适量清水烧热，倒入备好的药材，拌匀。
2.盖上盖，烧开后用小火煮约40分钟，至药材析出有效成分。
3.揭盖，关火后盛出煮好的药茶，滤入杯中，调入蜂蜜，趁热饮用即可。

功效： 决明子清肝明目、利水通便，山楂健胃、消积化滞，何首乌能补益精血，三者搭配煎茶，能降低血脂。

推荐食谱药方： **枸杞佛手柑粥**

材料： 枸杞少许，佛手柑适量，大米100克，白糖3克。

做法： 1.大米洗净，下入冷水中浸泡半小时后捞出沥干；佛手柑洗净切碎，枸杞洗净，用温水泡软备用。
2.锅置火上，倒入清水，放入大米，以大火煮开。
3.加入佛手柑、枸杞煮至浓稠状，调入白糖拌匀即可。

功效： 此粥可疏肝理气、活血化瘀、降低血脂、瘦身减肥。

(2) 痰湿内阻证高血脂望闻问切

望诊：身体肥胖，伴有痰涎的呕吐，在眼睑部位患者可能存在黄色瘤。舌质紫或瘀斑，苔白腻或浊腻。

问诊：头昏脑涨，偏好食用肥甘厚味的食物，口内苦涩且黏腻，胸闷刺痛，肢体麻木沉重，甚至偏瘫。

脉诊：脉象沉滑。

推荐食谱药方：脂可清胶囊，减肥降脂胶囊。

(3) 脾虚不运证高血脂望闻问切

望诊：肥胖臃肿，精神乏力，大便溏稀，舌体胖大，舌苔白厚。

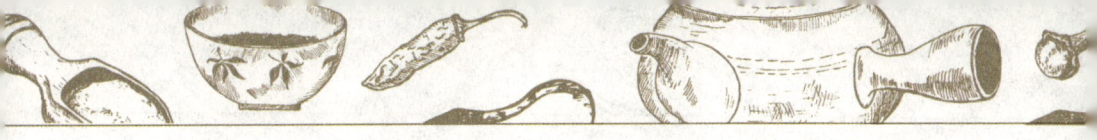

问诊：胸腹痞满不适，头晕，四肢沉重或肿胀，早晨症状较轻，傍晚症状加重，劳累后身体不适感明显。

脉诊：脉象濡软。

推荐食谱药方：丹田降脂丸，人参健脾丸，绞股蓝片。

(4) 肝肾阴虚证高血脂望闻问切

望诊：体形消瘦，舌质红赤，舌苔薄或少。

问诊：感到头昏、头痛，视物模糊不清，双耳耳鸣如蝉，且偶尔伴有健忘、心悸、失眠、五心烦热、腰酸肢麻。

脉诊：脉象细或细数。

推荐食谱药方：知柏地黄丸，杞菊地黄丸。

穴位疗法

❶ 阴陵泉穴

【取穴】在小腿内侧，当胫骨内侧髁后下方凹陷处。

【按摩】用拇指指腹按压阴陵泉穴，其余四指搭在小腿内侧，顺时针方向揉按2分钟，以局部有酸胀感为佳。

❷ 天枢穴

【取穴】在腹中部，距脐中旁开2寸。

【按摩】用双手拇指或者中指按压同侧天枢穴半分钟，然后顺时针揉按2分钟，以局部感觉到酸胀并向整个腹部放散为好。

❸ 足三里穴

【取穴】由外膝眼向下量4横指，在腓骨与胫骨之间，由胫骨旁量1横指。

【按摩】取坐位，双腿并拢屈曲，食指和中指伸直，指腹置于穴位上，用指腹垂直用力

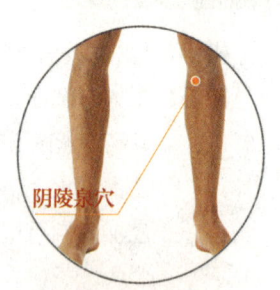

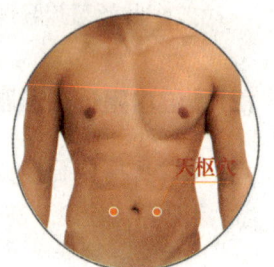

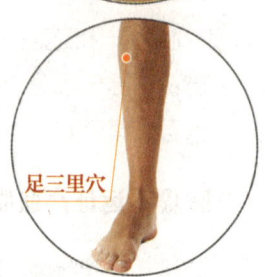

按揉。

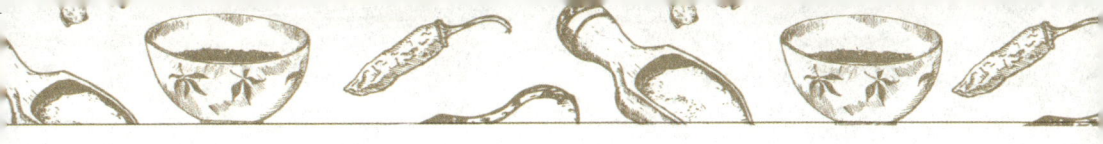

至出现酸胀痛麻的感觉为宜，每天早晚各按摩1次，每次1~3分钟。

④ 内关穴

【取穴】位于手腕部内侧，取穴时，手掌向上，握拳或手掌上抬，使其出现两条筋，内关穴就在其间，腕横纹以上3横指处。

【按摩】以右手拇指按压左手内关穴，食指托住外关穴，两指相互按压，一捏一松50下，换另一手再重复50下。

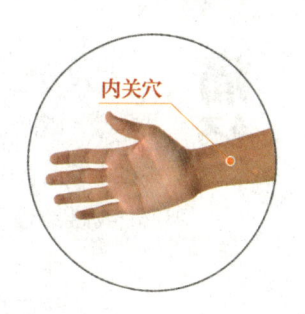

⑤ 丰隆穴

【取穴】仰卧，外膝眼与外踝尖连线的中点，条口穴外，距胫骨前缘2横指。

【按摩】取坐位，双腿并拢屈曲，食指和中指伸直，指腹置于穴位上，用指腹垂直用力按揉，以出现酸、胀、痛的感觉为宜，每次按摩1~3分钟。

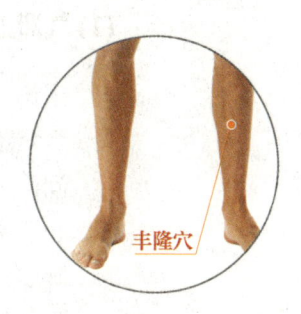

保健建议：

1. 定期监测血脂：高血脂患者需要定期检测血脂水平，以便及时发现异常情况。

2. 适量运动，控制体重：进行有氧运动如散步、慢跑等，有助于降低血脂水平。

3. 宜吃富含不饱和脂肪酸的食物，如橄榄油、鱼类等，有助于调节脂质代谢。

4. 忌吃高脂、高胆固醇食物，如动物脂肪、油炸食品等，可能加重血脂异常。

5. 忌吃糖分过多的食物，如甜点、糖果等，因高糖摄入可能导致脂肪堆积。

15 痛经

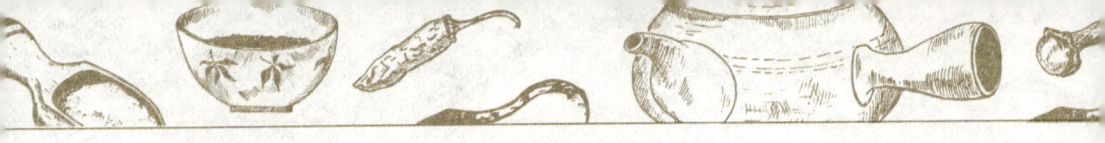

痛经的概念

妇女在月经来潮前后，或行经期间，出现小腹疼痛，并随着月经周期而发作，称为"痛经"，又称"经行腹痛"。痛经发生时往往伴有其他全身症状，如乳房作胀或胀痛，恶心，呕吐，腰酸，严重者则剧痛难忍，并出现面色苍白，冷汗淋漓，手足厥冷等。若在月经将至或经行期间仅感下腹部或腰部轻微的胀痛不适，这是正常的生理现象，不属病态。

痛经根据病因病机分为气滞血瘀、寒凝胞中、湿热下注、气血虚弱、肝肾虚损等证型。

(1) 气滞血瘀型痛经望闻问切

望诊：经色紫黯，质夹血块，块下痛减，经净疼痛消失，舌紫黯或有瘀点。

问诊：胀痛，或阵痛拒按，或伴胸胁乳房作胀，乳头触痛，心烦易怒，经量少，或经行不畅。

脉诊：脉弦或弦滑。

推荐食谱药方：姜艾通经茶

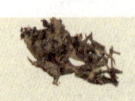

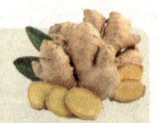

材料： 艾叶15克，姜片10克，红糖适量。

做法：
1. 砂锅中注入适量清水烧开，倒入洗净的艾叶、姜片，拌匀。
2. 加盖，大火煮5分钟至析出有效成分，关火后闷5分钟。
3. 揭盖，加入红糖，稍稍搅拌，盛出煮好的茶，装入杯中即可。

功效： 艾叶具有温经散寒、止痛止血、安胎的作用，姜片、红糖皆能温中散寒，三者搭配煎茶饮用，能调经散寒，适用于气滞血瘀型痛经。

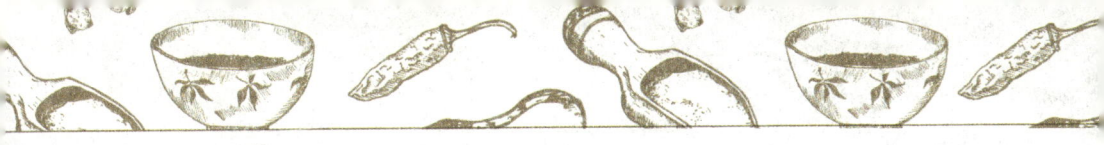

(2) 寒凝胞中型痛经望闻问切

阳虚内寒

望诊：月经色淡量少，质稀或夹小块，小便清长，苔白润。

问诊：经期或经后小腹冷痛，喜温喜按，得热则舒，腰腿酸软，手足欠温。

脉诊：脉沉细。

推荐食谱药方：姜枣红糖汤

材料：干姜5克，大枣6颗，红糖30克。

做法：1.将大枣去核，洗净；干姜洗净，切片。

2.将大枣和干姜一同放入锅中，加入适量清水，大火煮沸后，改用小火再煮40分钟，加入红糖，煮沸即可。

功效：温中逐寒，养血温经。

寒湿凝滞

望诊：经色紫黯，经水量少，质有血块，或如黑豆汁，苔白腻。

问诊：肢冷畏寒，腹胀欲呕，经期小腹绞痛或冷痛，喜热熨，轻按则舒，重按痛甚。

脉诊：脉沉紧。

推荐食谱药方：痛经宝颗粒，痛经丸等。

(3) 湿热下注型痛经望闻问切

望诊：经色黯红，质稠有块，带下秽稠，小便短黄，舌红苔黄而腻。

闻诊：经血臭。

问诊：经前小腹疼痛拒按，或腹内可触及包块，有灼热感，伴腰骶胀痛。

脉诊：脉弦数或濡数。

推荐食谱药方：宫血宁胶囊，妇科千金片，花红片等。

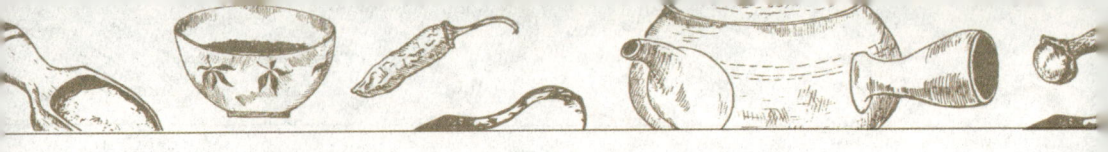

(4) 气血虚弱型痛经望闻问切

望诊：月经量少，色淡质薄，面色萎黄不华，神疲乏力，纳少便溏，舌质淡。

问诊：经期小腹绵绵作痛，或小腹空坠，或经后始痛，经净不减，喜揉喜按。

脉诊：脉细弱。

推荐食谱药方： 山楂葵子茶

材料： 山楂30克，葵花子15克，红糖60克。

做法： 1.将山楂、葵花子烤焦后研末，与红糖一同放入保温杯中，用沸水冲泡，代茶饮用。

2.每日1剂，每日早、晚各服1次。于经前1~2日开始服用，或经来即服。每次月经周期服2剂，连用2个月经周期。

功效： 活血化瘀，收敛镇痛，补中益气。

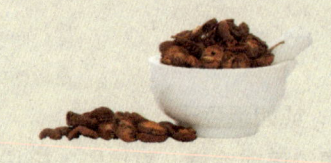

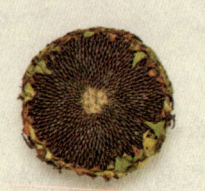

(5) 肝肾虚损型痛经望闻问切

望诊：经行量少，色淡质薄，苔薄白或薄黄。

问诊：经净一二日后腰酸，小腹隐痛不适，喜揉喜按，腰膝酸软无力，头晕目眩，耳鸣，足跟疼痛。

脉诊：脉细弱。

推荐食谱药方：乌鸡白凤丸，安坤赞育丸，八珍鹿胎颗粒等。

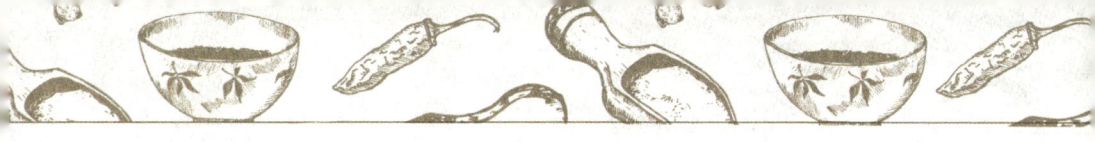

穴位疗法

❶ 气海穴

【取穴】在下腹部前正中线上,当脐中下1.5寸。

【按摩】正坐或仰卧或站立,双手放在脐下部,用左手中指的指腹按压穴位,右手中指的指腹按压在左手中指的指甲上,两手中指同时用力揉按穴位,每天早晚左右手轮流按摩穴位,先左后右,以出现酸胀的感觉为宜,每次按摩1~3分钟。

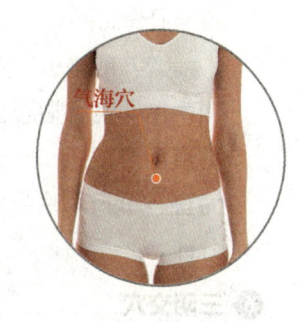

❷ 关元穴

【取穴】肚脐下3寸(四指横放即为3寸),腹中线上。

【按摩】正坐或仰卧或站立,双手放在小腹上,用左手中指的指腹按压穴位,右手中指的指腹按压在左手中指的指甲上,两手中指同时用力揉按穴位,每天早晚左右手轮流按摩穴位,先左后右,以出现酸胀的感觉为宜,每次按摩1~3分钟。

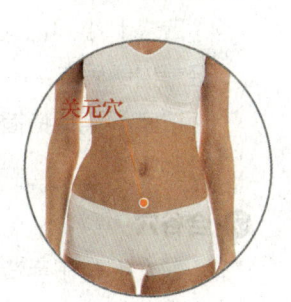

❸ 子宫穴

【取穴】肚脐下4寸,前正中线旁开3寸处。

【按摩】搓热双手,顺时针按摩100次左右,以出现酸胀的感觉为宜。

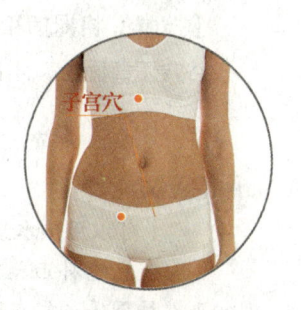

❹ 血海穴

【取穴】正坐屈膝,手掌按在膝盖骨上,指甲朝向身体,掌心对准膝盖骨顶端,拇指向内侧,拇指尖下即为血海穴。

【按摩】取坐位,一腿放于另一腿上,拇指置于穴位上,用指尖按揉穴位,以出现酸胀感为宜,每天早晚各按摩1次,每次1~3分钟。

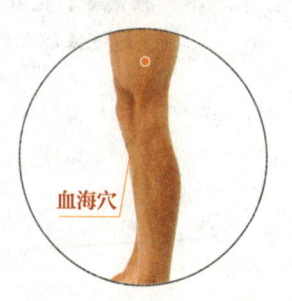

❺ 足三里穴

【取穴】由外膝眼向下量4横指，在腓骨与胫骨之间，由胫骨旁量1横指。

【按摩】取坐位，双腿并拢屈曲，食指和中指伸直，指腹置于穴位上，用指腹垂直用力按揉，至出现酸胀痛麻的感觉为宜，每天早晚各按摩1次，每次1~3分钟。

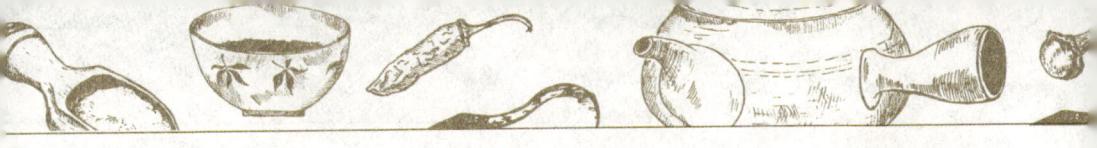

❻ 三阴交穴

【取穴】小腿内侧，足内踝尖上3寸，胫骨内侧后方。

【按摩】用拇指指腹按揉三阴交穴3~5分钟。

❼ 合谷穴

【取穴】位于手背，第1、第2掌骨间，当第2掌骨桡侧的中点处。

【按摩】将拇指和食指两指相对置于合谷穴正背面上，用掐法掐按合谷穴。

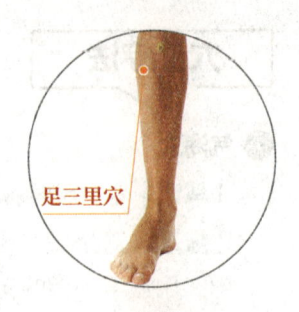

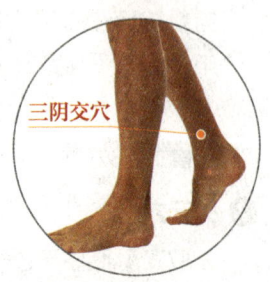

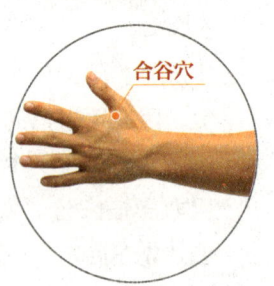

保健建议：

1. 可以用热水袋或热毛巾在腹部热敷，有助于舒缓痛经症状。
2. 宜吃补血活血、温经祛寒中药，如当归、川芎、丹参、大枣、桂圆等，需在医师的指导下使用。
3. 忌吃寒凉食物，可能加重痛经症状。

16 前列腺炎

前列腺炎的概念

前列腺炎，以尿道刺激和慢性盆腔疼痛为主要临床表现，属中医的"淋证""精浊""虚劳"等病证范畴，是男性青壮年常见的生殖系统疾病。

本病分为慢性和急性，急性前列腺炎主要症状是尿急、尿频、尿痛、会阴部痛，重者可有恶寒发热；慢性前列腺炎主要症状是少腹、会阴、睾丸部有不适感，尿道口常有白色分泌物。

中医将前列腺炎分为湿热阻滞证、阴虚火旺证、肾阳不足证和气血瘀滞证四种证型。

(1) 湿热阻滞证前列腺炎望闻问切

望诊：尿黄浑浊，尿末或大便时有白浊滴出，舌苔黄腻。

问诊：小便频急，茎中热痛，刺痒不适，会阴、腰骶、睾丸部胀痛、抽搐，伴有高热，寒战，口渴思饮。

脉诊：脉滑数。

推荐食谱药方：前列舒通胶囊，龙金通淋胶囊，尿路康颗粒等。

(2) 阴虚火旺证前列腺炎望闻问切

望诊：小便白浊，不仅尿末、大便时有白浊滴出，欲念萌动时亦常自行溢出，舌红。

问诊：腰骶、会阴部不适，腰膝酸软，头晕眼花，失眠多梦，遗精。

脉诊：脉细数。

推荐食谱药方：六味地黄丸，知柏地黄丸。

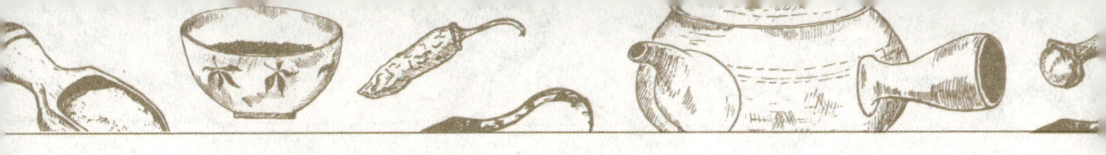

(3) 肾阳不足证前列腺炎望闻问切

望诊：小便时有白浊，稍劳后即有白浊溢出，苔白。
问诊：腰骶部、会阴部不适，头晕、神疲、腰膝酸冷，阳痿、早泄。
脉诊：脉沉弱。
推荐食谱药方：普乐安片，济生肾气丸，前列回春片。

(4) 气血瘀滞证前列腺炎望闻问切

望诊：小便淋浊日久，时好时作，血尿、血精，舌质有紫斑、紫点。
问诊：小腹、会阴、睾丸坠胀隐痛不适。
脉诊：脉沉涩。
推荐食谱药方：前列康舒胶囊，前列通瘀胶囊等。

穴位疗法

❶ 天枢穴

【取穴】位于腹中部，肚脐左右两侧各2寸处。

【按摩】使用中指指腹在该穴位上轻轻按揉2~3分钟，直至出现酸、麻、胀感。

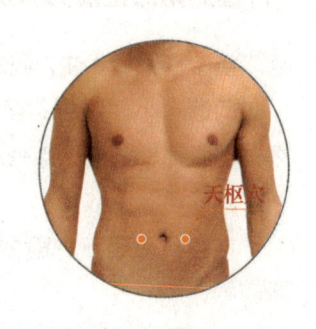

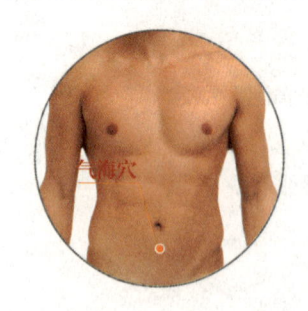

❷ 气海穴

【取穴】在下腹部前正中线上，当脐中下1.5寸。

【按摩】按摩时，使用中指指腹轻轻按揉2~3分钟，直至感觉到酸、麻、胀感。

❸ 中极穴

【取穴】位于腹部前正中线上,肚脐下4寸处。

【按摩】使用中指指腹轻轻按揉2~3分钟。

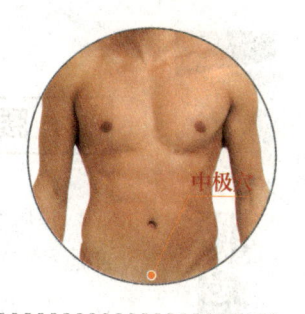

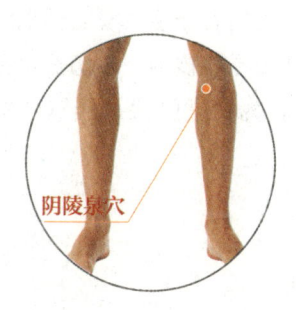

❹ 阴陵泉穴

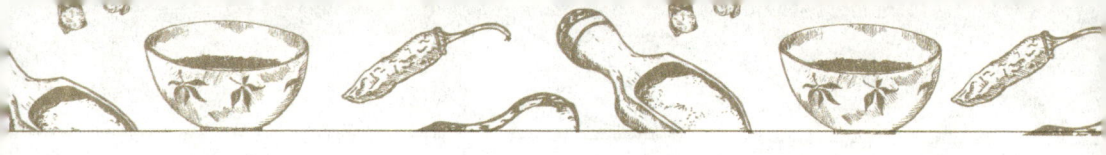

【取穴】位于小腿内侧,当胫骨内侧髁后下方凹陷处。

【按摩】用中指或拇指指腹在穴位上按揉2~3分钟,直到产生酸、麻、胀感。

保健建议:

1. 尽量避免长时间坐着或长时间驾车,可以适当站起来活动,促进血液循环。
2. 避免过度频繁的性生活,刺激前列腺,加重炎症。
3. 宜吃温和利尿的中药,如白茅根、车前子、海金沙等,需在医师的指导下使用。
4. 宜食富含锌的食物,如海鲜、瘦肉、坚果等,有助于恢复前列腺健康。
5. 忌食辛辣刺激食物,如辣椒、花椒等,可能加重前列腺炎症状。

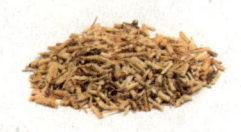

17 腰痛

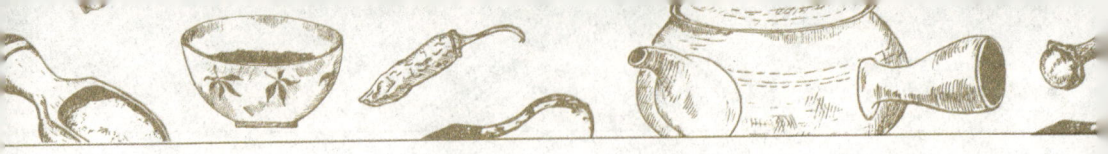

腰痛的概念

腰痛是指腰部感受外邪，或因劳伤，或由肾虚而引起气血运行失调，腰府失养所致的腰部一侧或两侧疼痛症状。

中医认为腰痛为足六经之病，与肾的关系最为密切。从病因来论，可概括为外感、内伤两大类。外感六淫之邪阻滞腰部经脉引起腰痛，分为寒湿腰痛和湿热腰痛；内伤多是劳累伤肾，腰部气血阴精不充所致，为肾虚腰痛；因跌仆损伤，气血循行不畅，称血瘀腰痛。

(1) 寒湿腰痛望闻问切

望诊：苔白腻。

问诊：腰部疼痛重，转侧不利，逐渐加重。静卧痛不减，遇阴雨天则加重。

脉诊：脉沉而迟缓。

推荐食谱药方：伸筋草茶

材料： 伸筋草20克，威灵仙、鸡血藤各15克。

做法： 将材料研为粗末，放入保温杯中，用沸水冲泡，加盖闷30分钟，代茶温饮，每日1剂。

功效： 散寒祛湿，活血通络。

(2) 湿热腰痛望闻问切

望诊：小便短赤，苔黄腻。

问诊：腰部胀痛，痛处伴有热感，热天或雨天疼痛加重，而活动后或可减轻。

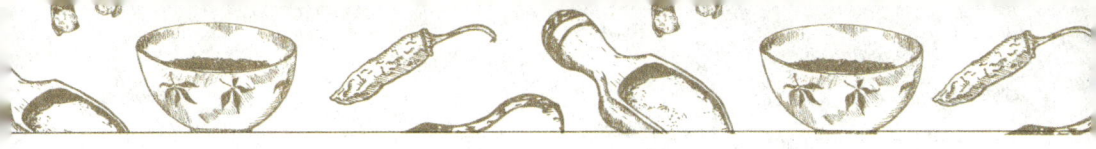

脉诊：脉濡数或弦数。

> **推荐食谱药方： 鹿衔草白及茶**
>
> **材料：** 鹿衔草30克，白及20克。
> **做法：** 鹿衔草、白及洗净，放入砂锅煮25分钟，代茶饮。
>
> **功效：** 鹿衔草补虚益肾、祛风除湿、活血调经，白及收敛止血、止咳。初冬饮用这款药茶，能兼补肺肾，强筋骨。

(3) 血瘀腰痛望闻问切

望诊：舌紫暗，或有瘀斑。
问诊：腰痛如刺，痛有定处，日轻夜重，轻者俯仰不便，重者不能转侧。
脉诊：脉涩。

> **推荐食谱药方： 延胡索茶**
>
> **材料：** 延胡索15克，茶叶10克。
> **做法：** 将材料研为粗末，和茶叶一同放入保温杯中，用沸水冲泡，加盖闷30分钟，代茶饮。每日1剂。
>
> **功效：** 活血散瘀，行气止痛。

(4) 肾虚腰痛望闻问切

望诊：偏阳虚面色㿠白，少气乏力，舌淡；偏阴虚者，面色潮红，舌红少苔。
问诊：腰痛以酸软为主，喜按喜揉，腿膝无力，遇劳更甚，卧则减轻，常反复发作。
脉诊：阳虚脉沉细，阴虚脉弦数。

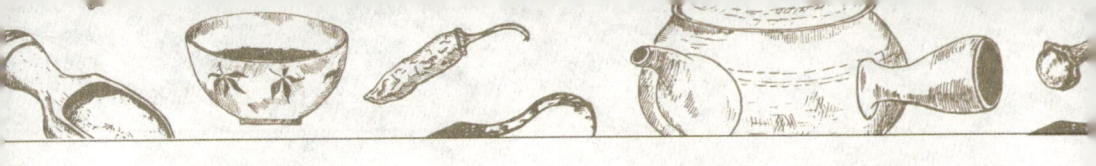

推荐食谱药方： 当归杜仲茶

材料： 当归、杜仲各30克。
做法： 1.将药材研为粗末，和匀，备用。
2.每次用30克，放入保温杯中，用沸水冲泡，加盖闷30分钟，代茶饮用。每日1剂。

功效： 活血止痛，补肾强腰。

穴位疗法

❶ 关元穴

【取穴】仰卧取穴，在脐下3寸（四指横放即为3寸），腹中线上。

【按摩】正坐或仰卧或站立，双手放在小腹上，用左手中指的指腹按压穴位，右手中指的指腹按压在左手中指的指甲上，两手中指同时用力揉按穴位，每天早晚左右手轮流按摩穴位，先左后右，以出现酸胀的感觉为宜，每次按摩1～3分钟。

❷ 委中穴

【取穴】腘横纹中点，当股二头肌腱与半腱肌肌腱的中间，膝关节后横纹中点。

【按摩】拇指置于穴位上，另一手扶住膝盖，拇指指腹按揉穴位，以出现酸胀感为宜，每天早晚各按摩1次，每次按摩1～3分钟。

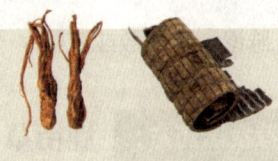

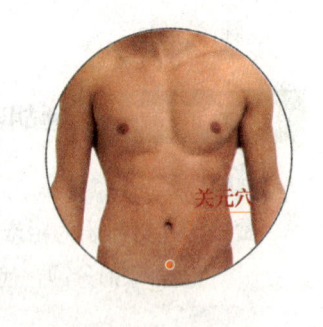

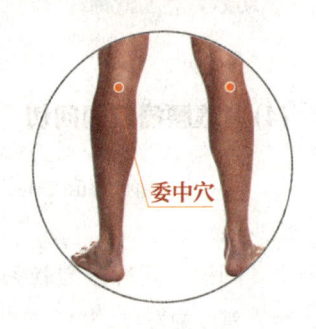

❸ 太溪穴

【取穴】取穴时，可采用正坐平放足底或仰卧的姿势，太溪穴位于足内侧，内踝后方与脚跟骨筋腱之间的凹陷处。

【按摩】取坐位，把要按摩的脚放在另一条腿的膝盖上。一手扶住膝盖，另一手握住脚踝，拇指置于穴位上。用拇指指腹从上往下推按穴位。用同样的方法按摩另一侧穴位，以出现胀痛感为宜，每天早晚各按摩1次，每次按摩1～3分钟。

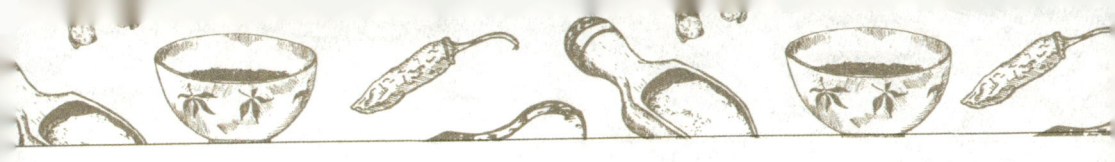

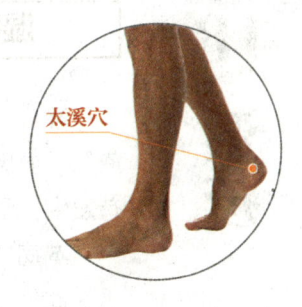

❹ 然谷穴

【取穴】位于人体的足内侧缘，足舟骨粗隆下方，赤白肉际处。

【按摩】用拇指用力往下按，直到出现酸胀感，按下去后放松，反复20次左右。

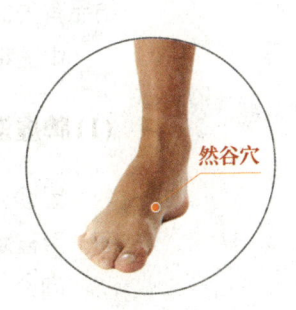

保健建议：

1. 在站立、行走和坐着时，要保持腰部挺直，避免长时间低头或弯腰。

2. 在坐着时选择舒适的椅子，并保持正确的坐姿；在睡眠时使用合适的枕头和床垫来支撑腰部。

3. 进行适当的腰部锻炼和伸展，如腹肌收紧、背部伸展、腿部运动等，可以增强腰部肌肉的力量和灵活性。

4. 避免长时间保持一个姿势不变，这样会增加腰部压力，应定期活动身体。

5. 对于急性腰痛，可以使用热敷或冷敷来缓解疼痛和炎症，但使用时要注意适当的程度和时间。

18 湿疹

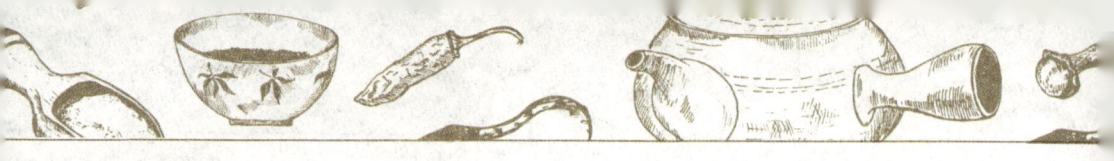

湿疹的概念

湿疹，一般分急性和慢性两大类。中医学又有"浸淫疮""血风疮""湿毒""湿疡"等名称。本病一年四季均有发生，是临床常见多发病。

本病由风、湿、热邪诱发，脾湿不运是发病的根本病机。此外，本病又与皮损染毒、肠内寄生虫、接触花粉或毛纺品有关。

中医将湿疹分为脾虚、湿热、风热三种证型。

(1) 脾虚湿疹望闻问切

望诊：皮损为丘疱疹、水疱、糜烂、滋水淋漓，大便溏薄，舌苔薄腻。
问诊：瘙痒难忍，食欲不振。
脉诊：脉缓。

推荐食谱药方：车前瓜皮薏苡仁粥

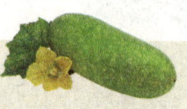

材料：冬瓜皮 30克，薏苡仁30克，车前草15克，冰糖适量。

做法：1.冬瓜皮、薏苡仁、车前草分别洗净。
2.将冬瓜皮、薏苡仁和车前草一同放入锅中，加入适量清水，煮至粥熟后，加入冰糖，煮至溶化即可。

功效：健脾利湿、行水，适用于脾虚湿盛引起的湿疹。

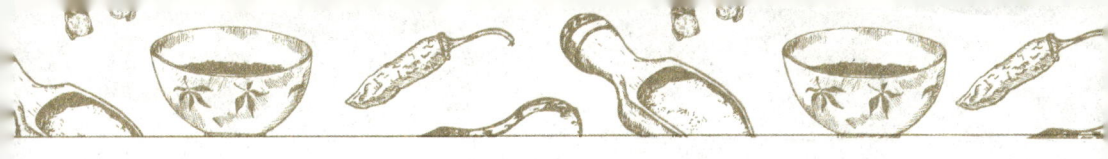

(2) 湿热湿疹望闻问切

望诊：皮肤潮红伴有红斑、肿胀、糜烂、浸淫成片，渗液浑浊、结痂、偶有脓疱，大便偏干，小便短赤，舌质红，苔黄腻。

闻诊：皮肤破损处有腥味。

问诊：全身症状有发热心烦，口干渴，腹痛，大便秘结或溏泻。

脉诊：脉滑数。

推荐食谱药方：薏苡玉须红豆粥

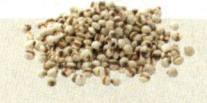

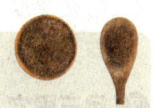

材料： 薏苡仁30克，玉米须15克，红豆15克。

做法： 1.玉米须洗净；红豆去杂，洗净；薏苡仁洗净，放入清水中浸泡一夜。

2.将玉米须放入锅中，加入适量清水，煎煮35分钟，去渣，加入红豆、薏苡仁，煮成稀粥即可。

功效： 清热解毒，利湿泄热。

(3) 风热湿疹望闻问切

望诊：皮肤潮红，渗液减少有鳞屑，皮损发展较快，舌质红，苔薄白。

问诊：寒热不适。

脉诊：脉数。

推荐食谱药方：绿豆鱼腥草昆布汤

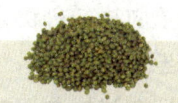

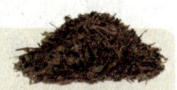

材料： 绿豆30克，昆布20克，鱼腥草15克，白糖适量。

做法： 1.绿豆、昆布和鱼腥草分别洗净。

2.将绿豆、昆布和鱼腥草一同放入锅中，加入适量清水煮汤，煮至熟后，加入白糖调味即可。

功效： 抗菌消炎，适用于各种湿疹。

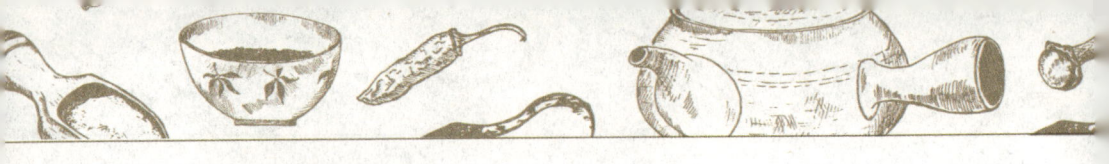

穴位疗法

❶ 阴陵泉穴

【取穴】位于小腿内侧,当胫骨内侧髁后下方凹陷处。

【按摩】用拇指指腹按压阴陵泉穴,其余四指搭在小腿内侧,顺时针方向揉按2分钟,以局部有酸胀感为佳。

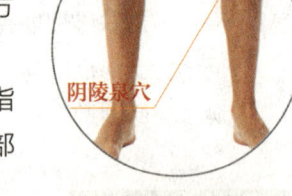

❷ 足三里穴

【取穴】由外膝眼向下量4横指,在腓骨与胫骨之间,由胫骨旁量1横指。

【按摩】取坐位,双腿并拢屈曲,食指和中指伸直,指腹置于穴位上,用指腹垂直用力按揉。至出现酸、胀、痛、麻的感觉为宜,每天早晚各按摩1次,每次1~3分钟。

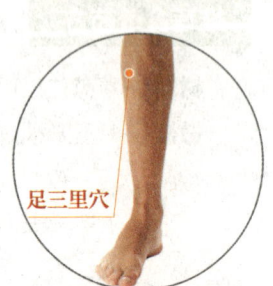

❸ 大椎穴

【取穴】位于项背部第七颈椎棘突下凹陷中。

【按摩】一面缓缓地吐气,一面用力按压6秒钟,重复做3次。

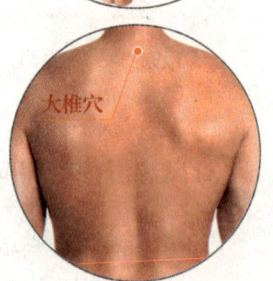

❹ 曲池穴

【取穴】位于肘横纹外侧端,屈肘,当尺泽与肱骨外上髁连线中点。

【按摩】用拇指弹拨曲池穴3~5分钟,可防治肩臂肘疼痛。

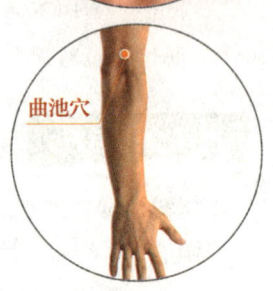

保健建议:

1. 保持皮肤干燥、清洁,避免使用刺激性化妆品和洗浴用品。
2. 穿着柔软、透气、舒适的衣服,避免穿着过紧、粗糙的衣服。
3. 避免接触过敏原,如花粉、宠物毛发等,可能引起湿疹。